儿童作业治疗游戏集

Occupational Therapy Activities for Kids

——提升技能的100个有趣游戏和训练

（适合6岁及以下儿童）

著　[美]海德·艾泽曼（Heather Ajzeman）

主译　吉 宁　王 磊　李 芳

译者　王海跃　祝 月　包天赐

　　　杨 俏　赵京雪　高 彬

插图　Siiri Vaisanen

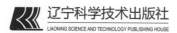

辽宁科学技术出版社
LIAONING SCIENCE AND TECHNOLOGY PUBLISHING HOUSE

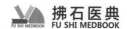

拂石医典
FU SHI MEDBOOK

图书在版编目（CIP）数据

儿童作业治疗游戏集 /（美）海德·艾泽曼（Heather Ajzenman）著；吉宁，王磊，李芳主译.
-- 沈阳：辽宁科学技术出版社，2023.3
　　ISBN 978-7-5591-2863-8
　　Ⅰ.①儿… Ⅱ.①海… ②吉… ③王… ④李… Ⅲ.①小儿疾病－孤独症－康复训练
Ⅳ.①R749.940.9
　　中国版本图书馆CIP数据核字(2022)第257579号

著作权号：06-2022-28　　　　　　　　　　　　　　**版权所有　侵权必究**

出版发行：辽宁科学技术出版社
　　　　　北京拂石医典图书有限公司
地　　址：北京海淀区车公庄西路华通大厦B座15层
联系电话：010-57252361/024-23284376
E - mail：fushimedbook@163.com
印 刷 者：汇昌印刷（天津）有限公司
经 销 者：各地新华书店

幅面尺寸：186mm×250mm
字　　数：190千字
出版时间：2023年3月第1版

印　张：12
印刷时间：2023年3月第1次印刷

责任编辑：李俊卿
封面设计：咏　潇
版式设计：咏　潇

责任校对：梁晓洁
封面制作：咏　潇
责任印制：丁　艾

如有质量问题，请速与印务部联系　联系电话：010-57262361

定　　价：89.00元

感谢我的女儿Sophiya Lily，她刚出生，现在就依偎在我怀里，我一手打字一手抚育她；感谢我的丈夫Andrei，在本书的撰写过程中他给予了我极大的支持。

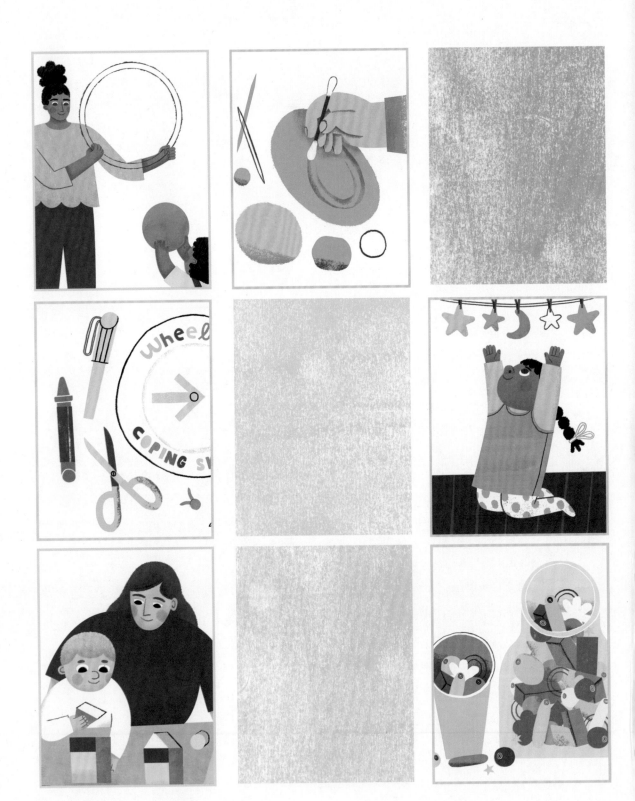

目录

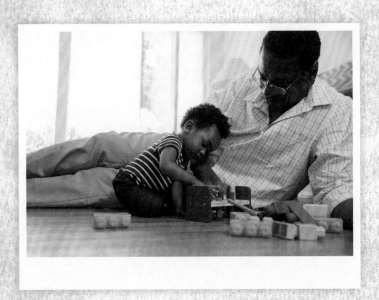

概 述

欢迎阅读《儿童作业治疗游戏集》！我很高兴能与大家分享一些很棒的活动/游戏，相信它们会帮助孩子获得乐趣，并结合过去、现在甚至未来的作业治疗服务培养各种技能。

我对作业治疗的兴趣始于童年时期。我的母亲是特需儿童的早期教育者，我的祖父是20世纪30年代初在美国首批获得学位的作业治疗师之一。2012年，我毕业于圣路易斯华盛顿大学，获得了作业治疗博士学位，现在是国家委员会认证的作业治疗师（national-board-certified occupational therapist, NBCOT）。我的研究生工作专注于探索针对婴儿、儿童和青少年的干预措施，包括感觉处理策略、社交情感策略、基于游戏的方法、自我意识和正念，以及马术疗法（以马作为一种治疗工具使用的疗法）。

我拥有两项专业认证资质，这两项认证为我的作业治疗实践提供了很强的支撑。首先，我获得了跨学科发展与学习委员会（ICDL）认证的"DIRFloortime地板时光"高级治疗师资质。"DIRFloortime地板时光"是一种基于关系的疗法，旨在了解每个孩子和家庭的独特差异，从孩子的优势和兴趣入手，来提高儿童的游戏、社交参与和日常生活技能。

其次，我获得了马术治疗临床专家（HPCS）的认证。这种方法利用马的运动（是的，马！），并结合自然环境，来解决客户的运动、感觉处理、社交情感、视觉处理和认知需求等问题。在读博期间，我致力于把马术治疗融入到儿童作业治疗中，并发表了一项关于使用这种方法来治疗孤独症谱系障碍儿童的研究报告。

在新英格兰北部的私人诊所执业期间，我将这些方法和其他针对婴儿到成年早期的不同干预措施结合起来，以帮助我的客户尽可能独立生活。我目前与几十个家庭和儿童一起工作，多年来，我帮助越来越多的家庭和儿童实现了他们的目标。我工作中接触到各种儿童，包括患有孤独症谱系障碍、感觉处理障碍、注意缺陷多动障碍和其他执行功能障碍、脑瘫和/或其他类型脑损伤的儿童，以及各种其他神经和/或遗传疾病的儿童，受虐待和/或被忽视的儿童和经历焦虑等心理健康挑战的儿童。

我在各种不同的场景下对儿童进行作业治疗，包括在家庭、日托所、学前机构、门诊诊所，以及社区环境，如农场、操场，甚至杂货店。我的治疗方式侧重于通过共同参与来建立家庭与孩子的关系，创造他们之间的联结，并帮助父母或照护者逐步建立对孩子情感和心智成长的信心。

这本书主要是为父母和照顾者编写的，旨在提供各种活动和支持策略，以配合孩子可能接受的作业治疗服务。本书也可供其他作业治疗师、物理治疗师、言语语言病理学家、教师、心理健康工作者和学校心理教师使用，以进一步支持在不同场景下对儿童进行作业治疗。

本书是针对1~6岁儿童编写的，主要解决的是与基础发展能力相关的问题。不过根据儿童的需要和发展情况，其中许多活动也可以用于年龄较大的儿童。我的目标是为您提供以儿童为中心的策略，重点关注影响儿童参与日常活动的潜在领域。

我希望帮助孩子成功并有意识地参与这些练习，同时培养技能并从中获得乐趣！

如何使用本书

本书包含了100个作业治疗中具有启发性的游戏，并按照特定的技能分为四个章节：

- **第二章**：感觉处理技能
- **第三章**：运动技能
- **第四章**：社交情感技能
- **第五章**：认知和视觉处理技能

每一章有20～30个游戏，活动的设计难度从最年幼孩子的活动开始，根据年龄和发展的程度逐步提高难度。每页的顶端会标明本页的作业活动聚焦于解决哪些技能，页面的左边列出活动需要的材料、准备活动和参与活动所需的时间。当然，还有活动的具体操作方式，以及如何把活动设置得更简单或者更复杂的方法，这样你就可以满足孩子们的独特需求。

当然，这些只是一些参考的建议，您可以根据您孩子的需要，随意修改游戏活动或完全跳过它们。

关键术语

以下是本书中使用的一些关键术语的定义：

- **舒缓身体**：容易过度敏感、经常频繁崩溃、情绪调节困难的孩子可以通过本体感觉输入来"舒缓他们的身体"，例如，挤压身体、撞击防撞垫、举起重物和做瑜伽伸展运动等。

- **认知**：与思维、想法和心理过程相关。

- **深压**：一种通过输入触觉和本体觉来舒缓身体并调节感觉的感觉策略，例如挤压、熊抱、紧裹毯子、覆盖加重毯子或者穿束身衣等。

- **失调**：儿童感觉或情绪系统失衡时的状态。

- **出力的活动**：另一种帮助孩子清醒或舒缓身体，以达到适当投入水平的感觉策略，具体是指任何涉及推和拉的用力的活动。

- **内感觉**：对身体内部和情绪的感觉。

- **调节身体**：根据需要，从失调状态中舒缓身体或者唤醒身体。

- **钳式抓握**：仅用拇指和食指夹住物品，用于捡拾小物件。

- **本体觉**：人对自己的位置和动作的感觉。

- **触觉**：与触碰有关的感觉。

- **拇指向上位**：使用剪刀时手的正确位置，拇指在较小的手柄孔位置。

- **前庭觉**：人类对平衡和运动的感觉（基于内耳）。

- **唤醒身体**：有些孩子很容易困倦和心不在焉，他们需要高强度的活动来保持大脑的警醒状态。前庭觉相关的活动，例如旋转、摆动和跳跃，都有助于"唤醒身体"。

练习技能图示

注意力

内感觉

视觉

沟通能力

记忆力

嗅觉

情绪调节

口部运动技能

社交关系

精细运动技能

动作计划和解决问题

味觉

粗大运动技能

游戏技能

触觉

手眼协调

本体觉

前庭觉

听觉

自我意识

视觉空间技能

共同参与

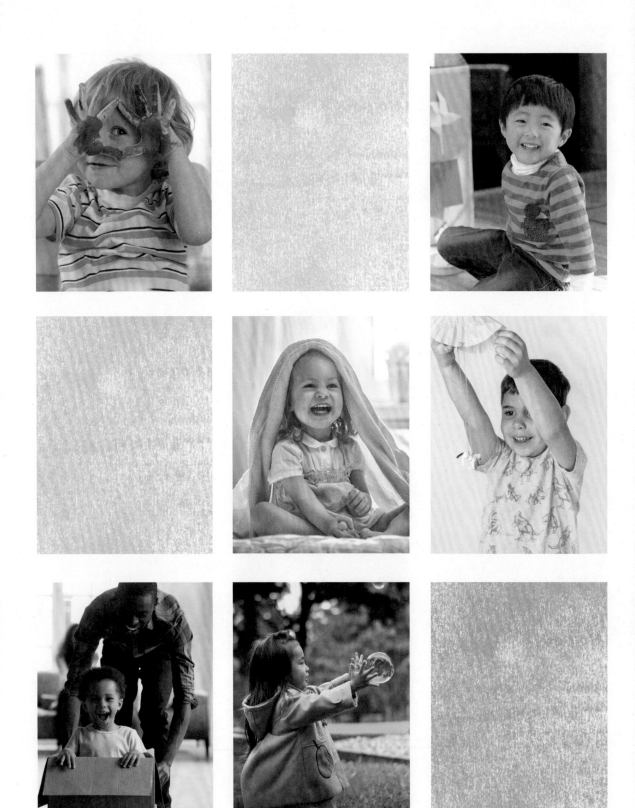

第一章

关于
儿童作业治疗

在我们开始这100个有趣的游戏之前，让我们先来探讨作业治疗的价值以及它可以为各种不同能力的孩子带来的好处。本章涵盖作业治疗过程、提供游戏的常见情境、修改游戏的策略、玩具和物品使用方法，以及进一步解释如何让各种基于不同诊断且能力有差异的儿童从作业治疗中获益。

什么是作业治疗？

作业治疗是利用有意义的活动提高、恢复和调整个人的技能，以帮助其能够参与日常活动。构成日常生活的各种活动被称为"作业（occupation）"——不要与专业（professions）或事业（careers）混淆。典型的作业活动包括睡眠、休闲娱乐、工作和自我照顾（如穿衣、洗澡和进食）等。作业治疗师为全年龄段的人服务，包括患有发育障碍、身体损伤、神经系统疾病和心理疾病的儿童和成人。

这些作业活动对于人的能力发展非常重要，但直到20世纪初，美国作业治疗协会（AOTA）成立时，作业治疗领域才真正被认可。作业治疗最初的重点是医疗，但之后也逐步扩展到解决人的社交需求上。

儿童的主要作业活动是游戏，因此作业治疗师的主要工作是帮助儿童和家庭通过参与个性化的、以游戏为中心的活动，并根据儿童的需求、家庭情况和其他因素的影响，努力实现特定的发展目标。

游戏的价值

作为童年的主要作业活动，游戏不仅仅是娱乐和玩耍！它也是儿童整体发展、健康和幸福的基础。游戏的发展在孩子刚出生时就开始了，孩子们在探索环境时，以及与物品和人的互动过程中，就是在参与感觉运动游戏。游戏还影响粗大运动、精细运动和感觉处理能力的发展，因为孩子们在玩耍的过程中需要学习使用他们的大肌肉来获得力量、身体意识和协调能力；需要使用手来操纵和接触各种物品；通过不同的感觉系统来感知周围的世界。游戏在社交和情感发展中也发挥着巨大的作用，游戏为孩子们提供了调节和表达复杂情绪、与他人交往、建立关系以及学习有效沟通的机会。游戏还能帮助孩子们发展更高层次的技能，如抽象逻辑能力、开放性思维和执行技能，这些能力都为未来的学业学习奠定了基础。

特殊需要/残障儿童在游戏过程中往往会因生理、社交、情感、感觉处理和认知能力等方面的差异而面临挑战。这些挑战会影响他们表达游戏想法、交流想法以及表达情感的能力。作业治疗师通过观察和分析孩子如何玩耍，可以了解他们的能力，然后与孩子和家人合作，提高孩子的技能，促进孩子的参与。

为了让孩子从作业治疗中受益，这些游戏必须对他们有意义。例如，如果孩子喜欢恐龙，您可以设计一个恐龙狩猎的游戏来锻炼他们的粗大运动技能，或者让他们给恐龙图片上色来锻炼精细运动技能。

作业治疗适合我的孩子吗？

　　孩子在穿衣、吃饭、用铅笔写字、投球和接球方面是否有困难？孩子在遇到平时的生活常规被打破时是否可以保持冷静？孩子对不同的声音和触觉材质是否有不同的反应？孩子与同伴交往是否有困难？在操场上玩耍是否可以保持平衡？是否可以保持自己的空间井然有序？是否可以在学校里专心听讲？作业治疗可以帮助孩子掌握所有这些甚至更多的技能，使他们在玩耍、社交、学习和完成日常活动时尽可能独立和成功。

　　医生或老师可能会因为各种原因推荐您的孩子接受作业治疗服务。无论孩子是因为什么原因需要作业治疗，作业治疗都是帮助孩子和家庭发展新技能、提高互动乐趣、参与到有意义的日常生活的绝佳机会。

　　1975年，美国《残疾人教育法》在法律上要求学校向残疾儿童提供免费和适当的公共教育，包括作业治疗。2004年，面向人群范围扩大到包括任何有这方面学习需要的学生，从而增加了学校作业治疗服务的机会。

哪些儿童可以从
作业治疗中受益？

所有儿童都可以从参与日常活动的学习中受益。让我们来了解一下常见的发展障碍诊断，它们所带来的挑战，以及儿童可以参与哪些活动来提高表现并成功地参与日常活动。不同发展障碍的儿童既有相似的挑战，也有独特的需求。例如，患有感觉处理障碍和孤独症谱系障碍的儿童可能都有感觉处理方面的挑战，但他们的一些其他需求则完全不同。父母和照顾者应该考虑什么方法才是适用于他们的孩子的。

感觉处理障碍（sensory processing disorder, SPD）

感觉处理是身体对感觉信息如何理解、解释和做出反应的过程。人类有八种独特的感觉，你可能听说过前五种：视觉、听觉、触觉、嗅觉和味觉。但还有三种：本体感觉（对身体位置和运动的感觉）、前庭感觉（平衡感、对运动与头部位置的感觉）和内感觉（对身体内部部位和情绪的感觉，如饥饿、疼痛和紧张等）。患有感觉处理障碍的儿童会在处理一种或者多种感觉时有困难，他们可能很容易过度反应，也可能会寻求更多的感觉刺激，他们还可能需要很长时间才能对感觉信息做出反应甚至压根意识不到感觉信息的存在。他们可能对物品使用的力度过大或者过小，误解社交互动，难以调节情绪，或者在进食和自我照顾方面存在困难。

作业治疗师可以通过游戏帮助儿童提高感觉处理能力，特别是与日常生活相关的感觉。作业治疗师还可以帮助家庭从改善家庭环境入手来满足孩子的感觉需求。

孤独症谱系障碍（ASD）

孤独症谱系障碍（ASD）是一种神经发育障碍，这种发育障碍会影响人们对周围环境的感知和与他人的互动，具体表现为语言和非语言沟通的挑战、社交互动困难、高度偏好的兴趣、对结构化程序的偏好以及感觉处理的挑战。孤独症谱系障碍的覆盖范围很广，对个人来说又是独一无二的。

作业治疗师可以帮助确定哪些技能需要发展。在作业治疗中，作业治疗师可能会使用的方法和策略包括感觉策略、调整活动难度、促进社交参与的游戏方式、创造不同的沟通机会，以及提供视觉辅助策略来促进日常常规的建立和学习等。

注意缺陷多动障碍（ADHD）

注意缺陷多动障碍（ADHD）以注意力不集中、多动和冲动为特征。多动症儿童经常表现出执行功能方面的困难，例如计划、组织想法、解决问题和调节情绪等。

多动症儿童的作业治疗活动可能包括设计和完成多种难度的课程，课程的目标包括提高注意力和问题解决能力，制定时间表以完成早晨的例行活动，通过参加身体活动来提高静态任务的注意力表现。

脑瘫和其他神经病学诊断

脑瘫是一种运动障碍，由出生前或出生后不久的大脑受损引起。脑瘫的症状包括肌张力低或者肌张力高、不自主运动、非典型身体姿势、协调障碍和行走困难。运动障碍可能仅影响腿部，但也可能影响躯干、手臂、手、头部、言语、视觉和认知能力。其他可能有类似症状的神经学诊断包括创伤性脑损伤、影响大脑和脊柱的病毒感染以及癫痫。

作业治疗师可以帮助儿童以正确的姿势更好地参与游戏和日常自理，教他们如何使用轮椅四处走动，还可以帮助他们提高手的功能。

唐氏综合征和其他遗传性疾病

唐氏综合征是导致儿童发育落后的最常见的遗传疾病之一。这种疾病由21号染色体异常引起，会导致身体发育和学习方面的障碍，如肌肉张力低、沟通困难以及短期和长期记忆能力发展不佳。相关的健康问题可能包括心脏缺陷、胃肠道问题、免疫紊乱、脊柱不稳和睡眠问题。

作业治疗可以帮助唐氏综合征儿童发展粗大、精细和口腔运动技能，使他们可以完成一些日常活动，例如拉拉链、使用剪刀和咀嚼食物等。

其他发育异常

有些儿童的发育可能较为延迟，没有达到特定年龄的标准。这些儿童可能显得有些笨拙，在系纽扣、书写、遵循语言指令方面有困难。他们也可能会经历更大的压力和焦虑，难以表达他们的需求，很容易烦躁。

作业治疗可以帮助这些孩子进行一些活动来满足他们的需求，例如通过障碍训练来加强力量，通过视觉扫描训练以减少动作笨拙，或者通过操作性的活动来提高精细运动能力。调整策略还包括降低书写任务，提供视觉提示，或者教孩子如何识别对各种情绪的身体反应。

任何孩子都能从中受益！

虽然作业治疗针对的是发展落后的儿童，但本书中的活动可以帮助任何儿童发展特定领域的技能，或学习新的工具和策略，以提高运动、感觉加工、社交情感、视觉和认知能力。

作业治疗是如何发挥作用的？

作业治疗服务可以在家里、学校、诊所、医院或社区的任何地方进行。对于3岁以下的儿童，最自然的环境通常是家里，治疗师帮助创建个性化家庭服务计划（IFSP），针对特定的需求制定以家庭为中心的目标。如果3岁以上的儿童因为发育问题而受到影响，他们可以采用个性化教育计划（IEP），在综合教室、特殊需要教室接受小组或者个别的作业治疗服务。有些孩子需要环境调整策略，比如延长考试时间或者使用语音软件来帮助他们打字。在这些情况下，可以制定504计划（504 plan），让孩子们完全融入他们的学习环境。

在学校以外，许多孩子在私人诊所、医院、游乐场、游泳池，甚至在跑马场接受门诊以外的作业治疗。当然，是否需要这种方式的治疗需要初级保健医师的转诊和推荐。这个过程通常包括初始评估，包括父母或其他照顾者的访谈、临床观察和标准化测试。治疗师将根据您孩子的需要设定目标，并在每次治疗期间通过以孩子为中心的游戏活动来提高孩子对日常生活任务的参与度。这些服务通常由保险公司支付，如果不在保险范围内，家庭则需要自掏腰包或者提交报销申请。课程的长度和频次因保险、日程安排和孩子的需要而不同，但通常情况下，孩子们每周会接受1～2次、每次30～60分钟的训练。

本书中提供的游戏活动是一个很好的资源，可以作为作业治疗的补充，并可以为家庭干预提供创造性的想法。

为儿童选择合适的玩具

在为孩子挑选玩具时，需要考虑成本、耐用性和一次可用的玩具数量（太多的玩具会让孩子难以集中注意力）。根据孩子的需要，以下是一些需要考虑的因素：

- **年龄适宜**：对于1岁以下的儿童，适合够取、抓握类型的玩具，以及可以用手和嘴安全探索的玩具。1~2岁儿童开始学习因果关系，他们喜欢可以堆叠、分类或简单操作的玩具，比如按下按钮发出灯光或声音。2~3岁的孩子喜欢搭建筑、涂色、假想游戏和大运动类游戏。3~6岁的孩子已经可以通过想象的概念和规则扩展他们的游戏类型。
- **方便获得**：挑选可以让孩子在不同姿势时都能使用的玩具，这样既可以增强力量，也可以在需要时降低对动作、感觉处理和认知问题带来的挑战。
- **易于使用**：玩具是否鼓励双手使用？是否有小物件或零件可以帮助孩子学习精细运动技能？如果小零件组合对孩子来说太难了，可以考虑更大部件的玩具。
- **感觉方面**：颜色、闪烁的灯光和声音可以吸引孩子并满足特定的发展需求，但也可能会形成过度刺激。各种触觉质地（粗糙、黏稠等）可以帮助孩子提高对不同触觉刺激的处理能力，但也可能会导致负面的情绪反应。
- **简易性**："开放式"玩具有多种玩法，可以鼓励孩子创造性地思考不同的游戏方式。
- **社交方面**：选择可以促进分享想法、团队合作和相互妥协的玩具和活动方式。

我需要准备什么材料？

书中的每项活动都列有材料清单，大多数所需的材料都是日常用品，如手工用品（纸、马克笔、胶水等）、家居用品（纸板箱、洗衣篮等）和玩具（您孩子喜欢的玩具以及常见的玩具，如橡皮泥等）。

一些活动还会需要一些专用材料，但只要有可能，我都会提供一些可以替代的材料，或者教家长如何自己制作。其中包括：

- 平衡板　一个不稳定的表面，让孩子站在上面，这样他们可以锻炼平衡和协调能力，并学会在双脚离地时仍能保持冷静（参见第75页，自己制作）。
- 魔术衣　一个大莱卡布袋，孩子可以把整个身体放进去。紧绷、有弹性的材料可以为孩子在布袋内移动身体时提供阻力，同时提供深层压力，帮助他们平静身体，调节情绪。
- 防撞垫　一种大型缓冲垫，可以让孩子安全地跳跃或撞击。它也可用于休闲或提供额外的深层压力（请参见第27页，自己制作）。
- 大龙球　也被称为治疗球或瑜伽球，孩子可以坐在上面，这样可以锻炼孩子的肌肉力量、平衡性和协调性。
- 霍伯曼球　一种看起来有很多联结点的球体，可以变小也可以放大。它非常有助于孩子们同步呼吸，让身体平静下来。
- 戏水桌　一种边缘比较高的塑料游戏桌，可以装满水和水上玩具。

小贴士和窍门

如果孩子正在接受作业治疗，请与你的治疗师谈谈在家里需要做些什么作为治疗的补充。以下是如何将本书的活动作为家庭训练的一些建议：

- 每天纳入一到两项与你孩子的需求相关的游戏活动。慢慢地引入这些活动，一开始可以每隔一天进行一次活动，然后逐渐增加，直到成为每天的常规活动。

- 注意观察孩子的表现。他们的这一周是否感觉过得很漫长？他们是否疲惫？不要强迫他们参与活动，而是找一些有助于他们身体平静的活动，比如第2章中提到的一些感觉处理策略。

- 孩子将从"恰到好处"的活动中得到最大的好处。"恰到好处"的活动是符合孩子发展水平的，考虑到了孩子的优势和劣势，对孩子目前的能力来说不是太容易或太难，并且有吸引力和有意义的活动。

- 根据孩子的需求调整活动。书中提到的大部分活动都提供了更简单或者更难的玩法，家长可以根据需求进行调整。

- 考虑您自己的需求。如果您觉得这些玩具和活动会弄乱您的屋子，那就移到室外去玩儿。如果有些材质您自己也不喜欢，那就根据您的需求进行调整。

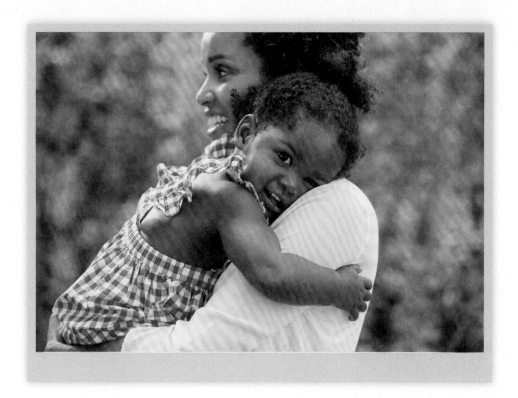

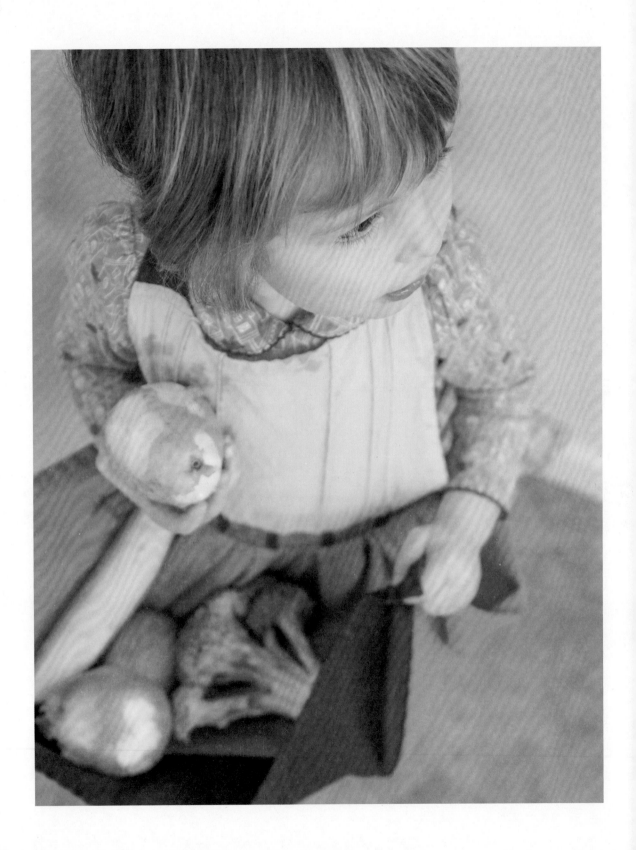

第二章

感觉
处理技能

　　人类有八种感觉：视觉、听觉、触觉、嗅觉、味觉、本体感觉（与周围环境有关的身体位置和运动的感觉）、前庭感觉（与头部有关的平衡和运动的感觉）和内感觉（对身体内部和情绪的感觉）。有感觉处理障碍的儿童很难接收并理解这些感觉信息的含义。如果孩子患有孤独症谱系障碍、感觉处理障碍或类似的情况，你可能会注意到他们对感觉刺激容易过度反应或者表现出逃避和退缩，也可能表现出对感觉刺激的寻求和过度兴奋，还可能会对感觉信息的反应过慢。

　　本章的活动将帮助孩子探索他们的感觉。在进行的过程中要仔细观察他们的反应，如果他们感到信息过载，拒绝参与活动，那就停下来。如果他们显现出犹豫不决的状态，那没有关系，但如果他们感到不安或情绪激动，就不要再强迫他们参与活动。

"泥巴"游戏

这是一个安全且有趣的游戏，用来增加孩子对不同质地和不同味道的食物的接受度。可以先从孩子喜欢的食物开始，逐渐扩展到类似的食物，然后再加入一些完全不同的东西。

年龄：1岁+

准备时间：10分钟

活动时间：15分钟

材料：

餐垫（可选）

围嘴或罩衫（可选）

黏稠的食物，例如苹果酱、鹰嘴豆泥、布丁、奶油

小玩具车，动物模型，或任何可能沾脏的物品

蘸取的食物，例如水果片、椒盐卷饼等

纸巾或湿布

步骤

1. 准备一个干净的平面，如桌子或带托盘的高脚椅，如果需要的话可以铺一张餐垫。如果孩子愿意的话，还可以让孩子穿上围嘴或罩衫。

2. 把黏稠的食物铺在桌子或餐垫上，鼓励孩子用玩具或者手指来探索这些食物。

3. 鼓励孩子，告诉他触摸这些东西的感觉。如果孩子不喜欢，就停下来。

4. 使用其他可以蘸酱的食物，让孩子自由探索，想出新的游戏方式。

5. 如果孩子觉得舒服，试着鼓励他们舔蘸过的食物或他们的手指。

6. 如有需要，提供纸巾或湿布。如果他们想洗手或停止游戏，那也没关系！对孩子所有的尝试都给予积极的表扬。

降低难度： 让孩子看着食物并描述它的样子。

增加难度： 把一根椒盐卷饼棒藏在"食物泥"里，让孩子找到它！

那是什么声音！

练习注意力和听力技能，只根据声音来匹配物品。

年龄：1岁+

准备时间：5分钟

活动时间：10分钟

材料：

10个塑料蛋壳或其他空容器

5种不同类型的物品，每种2个（如2个铃铛，2枚硬币，2块小石头等）

步骤

1. 把10个物品分别放到10个容器中。

2. 把它们混合在一起，并且不要让孩子看到。

3. 让孩子拿起一个容器，摇晃它来听到声音，然后摇晃其他容器，找到与之声音相同的另一个容器。

降低难度：将物品的类型减少到2或3种。

增加难度：让孩子猜里面是什么东西。或者，把它变成一个视觉和听觉的记忆匹配游戏，在捡起一个不匹配的容器后把每个容器放回原来的位置。匹配数量多的获胜。

3…2…1… 发射!

孩子是否需要"唤醒"他们的身体，或者找到一种方法来帮助他们的身体平静下来并得到适当的调节？这个有趣的游戏通过摇摆、跳跃或撞击等动作向月球模拟"发射"。这项活动可以帮助孩子们的大脑处在感觉调节的"正确区域"，这样他们可以更好地参与到玩耍、学习和日常生活中。

年龄：1岁+

准备时间：5分钟

活动时间：10分钟

材料：

使用以下材料中的一种或者只是让孩子用他们的身体来做动作也可以。

游乐场秋千或围边秋千

迷你蹦床

大的缓冲垫或枕头（可根据27页的指导自己制作）

转椅等

步骤

1. 准备好秋千、蹦床或者其他设备，当然也可以只是让孩子准备好不同的身体姿势，如跳跃或旋转。

2. 帮助孩子坐上秋千或者站上碰床，或让他们准备好跳跃或旋转。

3. 发出发射指令："3…2…1…发射！"或"准备……发射！"

4. 让孩子尽可能高地摇摆，尽可能高地跳跃、碰撞（如果安全的话）或旋转，根据需要可以改变方向以避免头晕。

5. 活动量不要过大，这样就不会过度刺激孩子。

降低难度：如果孩子受到过度刺激，那就进行本体感觉活动，比如"做一个三明治！"（第33页），给一个大大的拥抱或者紧压身体。

增加难度：如果你有多种选择，比如秋千和蹦床，让孩子自己选择。这有助于他们了解哪些活动对调节身体最有帮助。

安全空间

用各种感觉物品创造一个半永久的安全空间，帮助孩子平静下来。

年龄：1岁+

准备时间：30分钟

活动时间：根据需要来确定

材料：

能悬垂在平面上的被单或儿童帐篷

柔软的床单，厚重的毯子，枕头

可以调节亮度的手电筒

舒缓的音乐

喜欢的触觉物品，如软球或毛绒玩具

步骤

在孩子开心和愿意参与时，一起搭建这个空间。你们可以一起选择它的地点并决定使用什么材料和物品。

1. 建立安全空间
   - 可以用床架、椅子和书架作为支撑把被单撑开，搭个小帐篷，或者使用一个弹出式的儿童帐篷，创造一个安全空间。
   - 在安全空间里铺上床单、枕头和毯子。
   - 将你的照明和音乐播放设备放在安全空间里面或旁边的小桌子上。
   - 在这个空间中放置各种有触觉质感的物品。

2. 和孩子谈论这个空间，参观这个空间，讨论他什么时候可能想去那里（比如当他们难过、生气或身体感到疲惫的时候），并且练习使用空间里的物品。

3. 鼓励孩子在体验到强烈的情绪时，可以躲进这个安全空间。向他们展示如何躲到枕头下或裹在毯子里，还可以根据需要使用音乐或柔和的灯光。

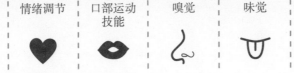

咀嚼和放松

　　孩子是不是总喜欢咬衣服，或者总是把手放在嘴里，或是吃酥脆的零食时会容易平静下来？通过探索这些行为，您可以学习帮助孩子满足他们的口部运动需求，并增加他们对其他活动的兴趣。

年龄：1岁+

准备时间：2分钟

活动时间：根据具体需要来确定

材料：

根据孩子的喜好，使用下列一种或多种方法。

耐嚼的食物，如干果或牛肉干

酥脆的食物，如燕麦棒、全麦饼干或爆米花（4岁以上）

口香糖（4岁以上）

带有吸管的黏稠的饮料，例如沙冰或者苹果酱

可以长时间咀嚼的物品，例如咬胶或者咀嚼项链（chewing necklace）（可选）

步骤

1. 观察孩子什么时候会把东西放进嘴里，什么时候咬衣服，什么时候会很难保持身体的平静。

2. 通过提供不同的咀嚼选择，测试哪些零食或耐嚼物品在这些情况下有所帮助。如果孩子在学校度过了漫长的一天，回到家时状态不佳，这些零食会很有帮助。

DIY无缝防撞垫

有些孩子需要通过跳跃、撞击、挤压身体来让他们的身体感到平静。防撞垫可以为他们提供一个大的、柔软的、安全的表面来做这些！用低成本、不需要缝纫的方法制作自己的防撞垫，这样你就有了一个很好的工具来满足孩子的身体需求。

年龄：1岁+

准备时间：30分钟

活动时间：根据需要确定

材料：

枕头或靠垫

被套（拉链或者纽扣式的）

布基胶带（可选）

羽绒被（可选）

毛毯、毛绒动物、沙包椅（可选）

步骤

1. 开始时，把尽可能多的枕头或者靠垫放入被套里。如果需要的话，用胶带把大一些的枕头粘在一起以减少移动，然后用羽绒被盖住枕头。

2. 可以使用一些其他物品，如羽绒被、毯子、毛绒玩具或沙包椅来填补空隙。

3. 找一个安全的地方，让孩子跳到垫子上，或者在垫子下面铺一个柔软的平面，让孩子钻到垫子下面，得到全身的身体挤压。

增加难度：让孩子帮你做防撞垫。把东西塞进被套是一项需要用力的活动，在家里找到必要的东西也是一个很好的练习视觉搜索的机会。

感觉菜单

　　这是一项针对父母/照护者的活动，它将帮助你为孩子设计一个"感觉菜单"。感觉餐是一系列活动和感觉策略，你可以将它安排在孩子的一天中，以帮助他们进行感觉处理、情绪调节和提高注意力。每个孩子都是不同的，所以观察一下孩子可以从哪些活动中获益，哪些没有。为了达到最好的效果，你可以跟孩子的作业治疗师一起创建一个量身定制的感觉菜单。

年龄：1岁+
准备时间：持续进行
活动时间：持续进行

本次活动不需要材料。

步骤

1. 观察孩子的一整天，注意他们喜欢哪些感觉活动：
   - 寻求某种感觉活动
   - 避免某种感觉活动
   - 进行某种感觉活动时很困难
   - 容易对某种感觉活动反应过度

2. 记录下这些事件发生的时间，以及孩子的情绪反应。

3. 探究为什么孩子会对某些感觉信息有特定的反应。问问你自己：
   - 我的孩子撞到东西是因为他们需要更多的本体感觉输入，还是在移动时缺乏对自己身体的意识？
   - 为什么某些衣服的质地会让我的孩子感觉不舒服？

   问问孩子，他们为什么会有这样的反应——他们也许能够解释。

   问问孩子的作业治疗师，特定的行为或反应可能意味着什么？

4. 你可以在作业治疗师的帮助下，参考本书的活动建议，尝试不同的感觉活动。对于每种感觉系统，考虑某些活动是有助于孩子的自我调节，还是会增加他们的消极反应。你可以做出哪些调整来帮助孩子成功地参与活动？

5. 继续观察孩子是如何参与不同的活动的，以及他们对各种感觉工具的反应。根据需要，可以增加、改变或者删除某种活动。

冷静感觉箱

制作孩子自己的冷静感觉箱，其中包含所有需要的感觉工具，在他们需要调节身体和情绪时可以使用。

年龄： 1岁+
准备时间： 30~45分钟
活动时间： 根据需要来确定

材料：

感觉工具（例如降噪耳机、厚毯子、软体玩具、发声玩具、咬胶、酥脆零食、橡皮泥、毛绒玩具等等）

耐用、便携的盒子，既可以容纳所有的感觉工具，也方便携带

马克笔、闪光漆、宝石，用来装饰盒子（可选）

感觉策略卡片（第52页）（可选）

步骤

1. 根据孩子对什么感觉反应过度和/或他的特殊需求来确定你需要的感觉工具。例如，如果孩子对于声音反应过度，可以考虑使用降噪耳机或耳塞；如果孩子对触觉有特殊需求，则可以考虑使用软体玩具。

2. 在盒子里放入适合的物品。随着时间的推移，增加或删除物品，你会发现什么对孩子最有效。你还可以按照喜好来装饰这个盒子。

3. 添加感觉策略卡片（如果需要的话）以提供视觉提示，尤其是孩子的沟通能力有困难时，这种方法会很有帮助。

4. 告诉孩子你将把盒子放在哪里，让他们知道他们可以随时随地使用它。鼓励孩子在下次感觉不好的时候使用这个盒子。

安全提示：3岁以下儿童，要留意盒子中的小件物品。

发光字母

天要黑了！拿出你的手电筒，一起来玩一个有趣的字母游戏吧。这个游戏可以帮助孩子集中注意力，听从指令，提升视觉学习能力。

年龄：2岁+
准备时间：15分钟
活动时间：20分钟

材料：

手电筒

字母磁力贴

步骤

1. 在一间黑暗的房间里，关上灯，拉上窗帘，将手电筒的光线照在墙上。

2. 让孩子选择一个字母磁力贴，把它放在光线下，让字母的影子投射到墙上。

3. 然后互换角色。让孩子拿着手电筒转一圈，你举起字母磁力贴，试着让孩子把手电筒的光束和字母对齐。

降低难度： 尝试使用形状，如圆形或正方形，它们比字母更容易识别。

增加难度： 让孩子把投影在墙上的字母念出来，或者你可以用手做出动物的形状，让孩子猜测是什么动物。

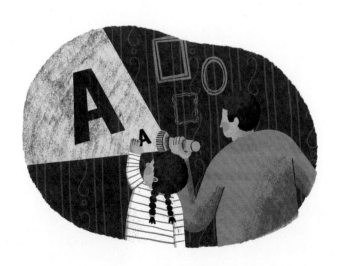

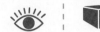
推洗衣篮

　　这个活动可以用来帮助孩子平静自己的身体，尤其在孩子感觉过度刺激或者有压力的时候。这个活动需要孩子用力推动洗衣篮，可以调动孩子的肌肉并且提供大量与运动相关的本体感觉的输入。

年龄：2岁+

准备时间：5分钟

活动时间：10分钟或以上

材料：

塑料洗衣篮或纸箱

书、玩具或其他安全的家居用品

干净的地板

胶带（可选）

锥形桶或其他可作为障碍的物品（可选）

字母磁力贴

步骤

1. 把洗衣篮里装满家用物品。在选择物品时，可以让孩子自己想一个主题或者假装游戏想法来发挥创意。篮子的重量既要足够重到可以给孩子的手臂提供足够的本体觉输入，但也不要重到难以移动。

2. 让孩子在干净的地板上来回推篮子。

3. 为了增加游戏的趣味，可以给孩子计时，还可以用胶带贴出指定的线路，或者让孩子绕障碍物。

降低难度：年龄较小的孩子可以来回推一个有重量的球，不用洗衣篮。

增加难度：在篮子上系一根绳子，这样孩子就可以在安全的地方后退时，根据空间交替使用手推和拉绳子的形式来移动洗衣篮。

做一个三明治！

　　这种简单、舒适的活动是一种常见的作业治疗策略，它使用深度压力来帮助孩子的身体平静。您可以把孩子的身体像三明治或墨西哥卷饼一样包裹起来，让游戏变得更好玩儿。

年龄：2岁+

准备时间：3分钟

活动时间：5分钟，或根据孩子的反应缩短或者延长时间

材料：

毯子或其他有弹性材料

步骤

1. 让孩子平躺在床上，在他身体下面铺一条毯子。

2. 抓住毯子的右边，在胸部位置裹住孩子的身体，然后再抓住毯子的左边，重复上述动作。注意不要裹住孩子的脖子和脸。

3. 为了增加乐趣，在包裹孩子身体之前，假装添加三明治配料，例如生菜、肉、奶酪和番茄酱等。添加每种配料的时候，可以对孩子的手臂和腿部进行按压，这样可以更好地帮助孩子做好准备，以接收之后的全身的本体觉输入。

降低难度：如果孩子看起来不舒服，让孩子自己包裹身体。

增加难度：如果空间足够大，可以拉着孩子做各种动作，例如停、走、转、拉、推等，这样可以给孩子提供前庭觉输入（建议使用较厚的毯子，还可以让孩子趴着或者坐着）。

滑行游戏

滑行本身就很有趣，但是这个活动把它带到了另一个层次！它通过运动、嗅觉和触觉来调动孩子的多种感觉处理能力。

年龄：2岁+

准备时间：15分钟

活动时间：30分钟

材料：

塑料画布或商店买的滑板

有安全边缘的重物，可以压住防水布

泳衣

多罐普通、无味的剃须膏，对于2岁以下的儿童可以准备生奶油

玩具（可选）

水管或儿童游泳池

毛巾

步骤

1. 把防水布铺在外面的平地上，将重物放在四个角上，压住防水布。

2. 穿好泳衣，把剃须膏或者奶油抹在防水布上，这个过程可以让孩子帮忙。

3. 玩起来！跑，滑，滚，甚至带玩具进来玩。

4. 在游戏结束后，把孩子用毛巾擦干之前，可以先用水管给孩子冲一下或让孩子在儿童泳池里泡一泡。

降低难度：对于2岁以下的孩子，把生奶油放在儿童泳池里或戏水桌上。如果孩子表现出对触觉的厌恶，则让他们用一个大画笔涂抹奶油，鼓励他们在可以忍受的范围内进行探索。

增加难度：使用其他安全的材质。

呼吸球

　　这种视觉呼吸技能够帮助孩子稳定他们的呼吸和平静他们的身体。跟孩子一起进行活动时，当孩子吸气时，霍伯曼球就变大；当孩子呼气时，霍伯曼球就变小。如果没有霍伯曼球，可以用气球来代替。

年龄：2岁+

准备时间：1分钟

活动时间：15分钟

材料：

霍伯曼球（一款可以灵活改变形状和大小的塑料玩具）或气球

步骤

1. 引导孩子深呼吸，当孩子吸气的时候，你就打开霍伯曼球让它变大（或者给气球充气），同时提示孩子，他的肺也会像气球一样充气。

2. 当孩子呼气时，把霍伯曼球变小（或者给气球放气），模拟肺部缩小的状态。

3. 重复5～10次，速度与孩子的呼吸频率相匹配（1～6岁的孩子每分钟大约呼吸20～40次，随着年龄的增长，呼吸的频率降低，时间变长）。

降低难度：帮助孩子练习呼吸时，可以不使用球，只是简单的数数。引导孩子集中注意力用鼻子吸气，用嘴巴和鼻子吐气。以一定的速度来计数，这样可以帮助孩子调整他们的呼吸节奏。

增加难度：让孩子自己按照呼吸的节奏放大和缩小球。把球放在一个容易拿到的地方，这样孩子就可以在需要自我调节的时候独立使用它。

气泡纸脚印

准备好迎接混乱的乐趣吧，在这个游戏里我们可以留下五颜六色的脚印。这个活动有利于探索各种不同的触觉，还可以提高在不同声音背景下的情绪调节能力，甚至还可以通过控制踩破泡泡的力度来提高本体感觉的处理能力。

年龄：2岁+
准备时间：10分钟
活动时间：15分钟

材料：

可以弄脏的旧床单

大卷纸或画架纸

胶带

可清洗的颜料

纸盘或可重复使用的塑料盘

剪刀

气泡袋包装纸

湿巾或纸巾（如有需要）

步骤

1. 把旧床单铺在空地上，剪下至少1～1.5米长的卷纸放在床单上，用胶带把纸的四个角粘住。

2. 每个盘子里放不同颜色的颜料。

3. 剪两块气泡纸，裹在孩子的脚上，泡泡面朝外，可以裹两到三层，用胶带把边缘粘在一起，这样泡泡纸就可以固定在孩子的脚上。

4. 让孩子用脚蘸取不同颜色的颜料，鼓励他们在纸上走路、踩脚、跳跃或模仿动物行走。结束之后，可以用湿巾或纸巾来清洁。

降低难度：如果气泡纸的触感或声音孩子受不了，那就用保鲜膜代替。

增加难度：让孩子手和膝盖着地，以爬行的方式玩耍，可以尝试裹着气泡纸或者不裹气泡纸。

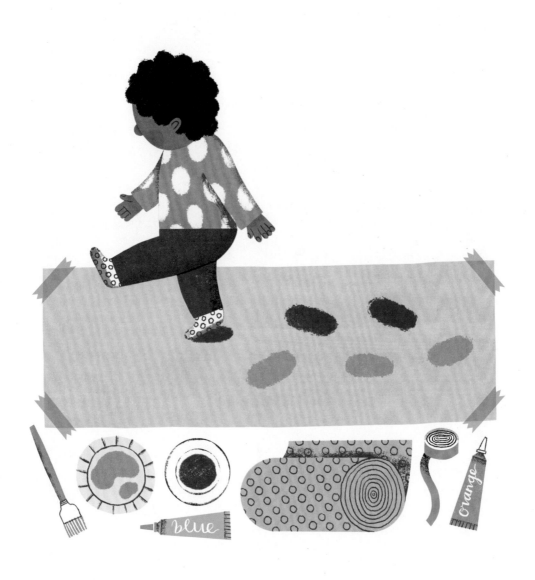

小小厨师

这个活动是向孩子介绍各种食物的好方法。下面的游戏说明涉及烤奶酪和西蓝花，但你可以做任何你和孩子想要的食物。

年龄：2岁+
准备时间：15分钟
活动时间：30分钟

材料：

食材，例如面包和奶酪，黄油或其他种类的油，西蓝花，盐

烤奶酪三明治和西蓝花的食谱（书面的，视频的，或口头的都可以）

烹饪用具：平底锅，锅铲，微波炉烤盘

餐具：盘子，餐巾等

托盘等

步骤

1. 让孩子准备食材。

2. 根据食谱，让孩子把奶酪片放在面包上，你在烤三明治或切西蓝花的时候可以让孩子从一个安全的距离观看。

3. 让孩子把西蓝花放进微波炉的烤盘里，再放一点儿水以防烤焦。跟孩子一起谈论它的外观、气味和味道。

4. 让孩子摆好桌子，在食物晾凉了之后，让孩子把食物盛到盘子里。

5. 就座后，让孩子递上或端上食物。感谢他们所做的一切！

安全提示：让年幼的孩子远离热源、刀具或其他厨房内的危险物品。

降低难度：在你做饭的时候鼓励孩子只是过来观看，不需要有参与做饭的压力。

增加难度：让孩子品尝（安全的）生食物，用干净的手去感受它们的质地。

视听罐

当孩子情绪不佳时，视听罐可以帮助孩子平静自己的身体。坐下来，让这些感官体验帮助孩子平静下来，如果可以，还能利用这个机会和孩子一起讨论他的情绪反应。

年龄：2岁+

准备时间：15分钟

活动时间：15分钟

材料：

干树枝或者小木棍

2个干净的塑料瓶（500mL左右，带有盖子）

半杯到一杯的大米、豆子或者珠子

胶带或者热胶枪

常温水

胶水

漏斗

亮片

食用色素（可选）

步骤

1. 制作声音罐。把树枝放在一个瓶子里，如果需要的话可以掰断。加入大米、豆子或珠子。然后用胶水或胶带把盖子封上。

2. 制作视觉瓶。先把一个瓶子装上四分之三的水，然后用胶水把剩下的空间填满。用漏斗注入尽可能多的亮片，再加入1~2滴食用色素（如果使用的话）。用胶水或胶带把盖子封上。

3. 当孩子情绪状态不佳时，可以摇一摇声音罐听声音，也可以摇一摇视觉瓶，观察亮片慢慢地落下。

安全提示：如果使用热胶枪，请把它放在孩子够不到的地方。

降低难度：告诉孩子如何在听或者看视听罐的时候保持深呼吸。

增加难度：让孩子自己独立使用视觉瓶来保持与呼吸同步。在使用罐子之前，与孩子谈谈他这次的情绪反应的原因，以及视听罐是如何帮助他平静下来的。

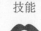
泡沫山

让孩子吹出最大的泡泡山，以帮助他平静下来，并过渡到更具有挑战性的活动。这也是锻炼口部力量和耐力的好方法。

年龄：2岁+

准备时间：5分钟

活动时间：10分钟

材料：

无毒洗洁精

大碗

温水

勺子

吸管

步骤

1. 在一个大碗里放2~3滴洗洁精，加半碗温水，用勺子搅拌。

2. 让孩子用吸管在水中吹泡泡，保持嘴唇紧贴着吸管，深呼吸——尽量不要把水或空气吸回去。

3. 鼓励孩子把泡泡吹得越高越好，制造出最大的"泡泡山"！

降低难度：你慢慢数5个数，让孩子持续吹泡泡。根据孩子的需要，播放他们喜欢的歌曲作为背景音乐，或者保持安静也可以。

增加难度：跟孩子谈论这些声音和视觉是如何帮助他放松，让身体感到平静的。

那是什么味道？

孩子是否容易对某些气味过度敏感？用这个活动慢慢地以一种有趣和放松的方式向孩子介绍不同的气味。让孩子通过闻来辨别不同的物品！

年龄：2岁+

准备时间：10分钟

活动时间：15分钟

材料：

6个密封罐或者其他可以密封的容器

6种有味道的物品，如肉桂棒、水果软糖、桔子片、花生酱、肥皂、奶酪饼干

蒙眼用的眼罩或者手帕

步骤

1. 在孩子不在场的情况下，在每个罐子里放一个不同气味的物品，然后把罐子封起来。

2. 用眼罩或者手帕蒙住孩子的眼睛，把罐子放在附近。

3. 每次打开一个罐子。让孩子闻一闻，根据气味猜测里面是什么东西。

降低难度：提前告诉孩子你在用什么东西，但仍然要让他们蒙着眼睛猜出哪个容器里装的是哪种东西。你也可以让他们闻一闻，然后提供两三个选项来让孩子猜测（"这是肉桂、橘子还是花生酱?"）。如果孩子不喜欢某种气味，就不要使用它。

增加难度：使用气味不太明显的物品，或者，如果孩子同意，尝试他们不喜欢的气味（如果需要，可以摘掉眼罩以防过度刺激）。游戏的最后结果是您和孩子都很开心。

DIY户外忍者课

　　走到户外，利用自然环境来训练孩子的平衡、身体意识和重力安全感。这里的活动只是一些建议，你可以尽情发挥你的创造力！

年龄：2岁+

准备时间：30分钟

活动时间：20分钟

材料：

4或5个不同高度的垫脚石或结实的树桩

12块木块（30厘米×30厘米）

绳子或者泡沫棒

1块木板（10厘米×10厘米），至少120厘米长

步骤

1. 设置一个室外障碍训练场，障碍物之间相隔几十厘米。把垫脚石放在一条弯曲的路线上，彼此之间的距离不超过7.5厘米，让孩子踩着垫脚石走过去。

2. 把12块木块分成两排，每排6个，每排之间排列稍微偏移一点，让孩子以Z字形的方式走过去。

3. 把绳子或泡沫棒放在地上作为障碍物，让孩子跳过去，双脚着地。

4. 把这块10厘米×10厘米的木板放在地上，当作一个"平衡木"。

5. 鼓励孩子从头开始，除了在障碍物之间，尽量不要落地。

6. 根据需要重复。积极帮助孩子，并提供安全保护。

降低难度：握住孩子的手，帮助他们保持平衡。

增加难度：鼓励孩子单脚或双脚在不同的垫脚石上跳跃，或者在平衡木上横着走或倒退着走。

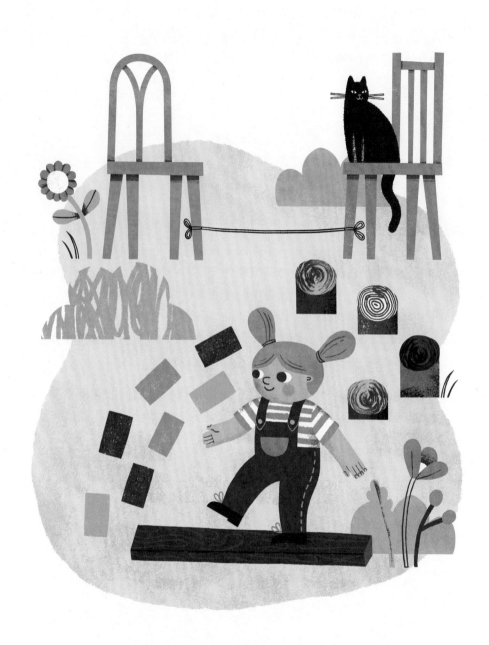

触觉箱

让孩子准备好使用不同的干的、湿的或黏的触觉材料来进行假想游戏。这个活动可以为孩子提供搜寻、探索和接受不同类型的触觉的机会，同时也是一种帮助孩子平静身体的感觉工具。

年龄：3岁+
准备时间：15分钟
活动时间：30分钟

材料：

可以弄脏的大垫子或毯子

大而浅的容器

大约6杯左右的触觉物品（具体数量根据容器大小而定），例如沙子、米、豆子、剃须膏等

沙具：小铲子、水桶、漏斗等

其他玩具：动物模型、玩具汽车等

步骤

1. 将垫子或毯子铺在桌面或地板上，并将容器放在上面。将容器的一半装满沙子或豆子等，同时放入玩具。

2. 让孩子自由地探索和参与假想游戏。

3. 如果孩子可以忍受各种触觉的输入，那么可以把东西藏在沙子里面，让孩子通过触觉去寻找玩具。

降低难度：孩子可以不用手去接触这些物品，比如用棍子或铲子来玩儿。

增加难度：可以让孩子把他们的脚放在桶里面或者混合两种或更多的触觉物品。把拼图块藏在这些触觉物品里，让孩子找到它们并完成拼图，这样可以同时锻炼到孩子的认知、视觉和感觉处理技能。

猜猜形状

孩子在不用视觉辅助的情况下辨别特定的物体或者材质是否有困难？这个活动可以提高孩子的触觉辨识能力。让我们开始练习吧！

年龄： 3岁+

准备时间： 20分钟

活动时间： 15分钟

材料：

剪刀或小刀

鞋盒或旧纸盒

形状配对玩具中的各种形状或泡沫积木

蜡笔、马克笔或彩色铅笔

空白卡片

计时器（可选）

步骤

1. 在鞋盒的顶部或底部中间部分剪开一个直径约为12厘米的洞，具体可根据需要调整大小。

2. 每种形状的积木放入2～3个，如圆形、三角形和正方形。

3. 在每张卡片上画一个圆、三角形、正方形或其他匹配的形状。

4. 给孩子一张卡片，让他们在不偷看的情况下摸出卡片上显示的形状。

安全提示： 把剪刀或刀放在孩子够不到的地方。

降低难度： 允许孩子多次尝试，如果需要的话，可以让孩子用视觉来辅助寻找。

增加难度： 可以让孩子自己在卡片上画不同的形状来锻炼精细运动技能，也可以增加新的形状让孩子寻找。还可以通过计时来增加游戏的趣味性。

小飞机

这个活动需要孩子腹部着地保持飞机姿势的同时来回推动球，这样既可以提高孩子的腹部肌肉力量，也可以让孩子的胳膊受到深压。

年龄：3岁+
准备时间：1分钟
活动时间：10分钟

材料：

足球等

步骤

1. 和孩子一起趴在地板上，头对着头，彼此间隔大约1~1.5米。

2. 抬起你的胳膊和腿，离开地面，模仿飞机的姿势。让孩子也尽可能保持这个姿势，然后在你们之间来回推球，累了时就休息。

降低难度：在地板上贴上胶带，标出孩子应该保持的位置，以此来增加视觉支持。保持飞机姿势不超过5秒。

增加难度：看看孩子在推球的时候能保持飞机姿势多久。用变换不同姿势的方式来游戏，比如做螃蟹步或者把球踢进球门。

砰！爆米花

这个活动是一种非常好的提供深压以平静身体的方式。可以用一个布袋或者其他有弹性的材质，让孩子钻进去或者把孩子裹起来，然后鼓励孩子就像爆米花一样，在布袋里使劲伸展身体。

年龄：3岁+

准备时间：5分钟

活动时间：5~10分钟

材料：

魔术衣，或者有弹性的床单或毯子

步骤

1. 用莱卡布、床单或者毯子包裹孩子的身体，不要盖住他们的头，或者让孩子把自己包裹起来。

2. 让孩子把胳膊和腿蜷成一团。

3. 倒计时，然后让孩子快速地伸展他们的胳膊和腿，就像爆米花向外弹一样。

4. 想重复多少次就重复多少次。

降低难度：先不用包裹身体，直接做"爆米花"动作，或者只做几秒钟。

增加难度：加入音乐，当音乐停止时，让孩子"砰"地"爆开"。

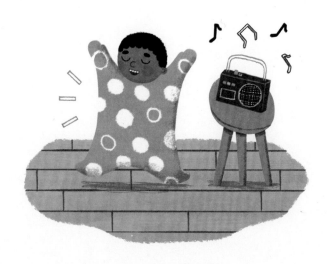

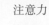
月球漫步

穿上太空服，是时候来一场月球漫步了，还可以收集一些月球岩石。这个活动有助于提高身体意识、平衡能力和对前庭觉的处理能力。

年龄：3岁+

准备时间：15分钟

活动时间：15分钟

材料：

胶带

2～3个网球或其他小球

椅子，要足够高，可以从下面爬过去

可以充当台阶的物体，如凳子或者脚踏石

大枕头

毛毯

洗衣篮

大件物品，例如大球或动物玩具等（可选）

步骤

1. 用胶带标注路线的起始位置，在整个路线过程中散布"月球岩石"（网球）。

2. 把椅子间隔几十厘米放置，凳子或者脚踏石也间隔几十厘米放置。

3. 把枕头放在几十厘远的地方，用毯子盖起来。

4. 用胶带标记路线的终点，把洗衣篮放在那里。

5. 让孩子在钻椅子、跨越台阶并在"月球表面"（盖着毯子的枕头）上行走的同时，捡起月球岩石，最后把月球岩石放在洗衣篮里。

6. 表扬孩子的努力，根据孩子的意愿继续游戏。

降低难度：在需要的时候提供帮助，比如牵着孩子的手，把路线分解成单个步骤，或者演示该怎么做。

增加难度：把月球岩石带回"宇宙飞船"（可以选择指定区域）。用胶带在地面上贴出一条弯曲的路线，让孩子沿着这条路把洗衣篮推到飞船上。可以添加其他物体，如大球或毛绒玩具等来增加重量。

纸板公路赛

让孩子自己制作纸板车，并且装饰，然后 "开着"它下山。这个活动可以通过快速移动来锻炼孩子的前庭觉系统。

年龄：3岁+

准备时间：15分钟

活动时间：20分钟

材料：

大而坚固的纸箱（大到足以容纳孩子）

胶带

绘图用品（可选）

大的纸板，可以把几块粘在一起，用作滑梯

步骤

1. 把箱子的顶部剪掉，这样孩子就可以钻进去并且抓住箱子边缘。可以按照孩子的喜好装饰箱子。

2. 在一个稍微倾斜的地方放一块大纸板，作为斜坡，用胶带修补裂开的地方确保结实。

3. 让孩子把箱子放在纸板斜坡的顶部，坐进去，然后通过移动自己来让箱子沿着斜坡往山下走。

4. 为了防止孩子的前庭系统受到过度刺激，可以增加一些本体感觉性的活动，比如用动物散步的方式把箱子搬回山上。

降低难度：当孩子坐在箱子里滑下山时，用手稳住纸箱，或者让他们直接坐着从纸板上（而不是在盒子里）滑下去。

增加难度：如果空间足够安全且干净，可以让孩子像圆木一样从山上滚下来（而不是在盒子里），以增加更多的前庭觉输入。

反向挤压球

帮助孩子适应不同的头部位置的变化，同时保持平衡。在这个游戏中，孩子需要向后倾斜取回玩具并将其扔向目标！

年龄：3岁+

准备时间：5分钟

活动时间：15分钟

材料：

瑜伽球或大龙球

不同颜色的沙包或毛绒玩具

桶或其他可以盛物品的器具

步凳（可选）

步骤

1. 把瑜伽球放在空地的中央，把沙包或毛绒玩具放在球后面，把桶放在球前面。

2. 可以利用凳子或者直接扶孩子躺到瑜伽球上，背对沙包和毛绒玩具。注意拖住孩子的髋部以提供支撑。

3. 引导孩子向后靠或躺下来去够沙包，家长的手不要放开孩子的髋部，在需要的时候扶稳球或孩子。

4. 鼓励孩子不用手支撑直接坐起来，如有必要可以交叉双臂。

5. 一旦他坐下来，鼓励他把物品扔进桶里。重复这个过程，直到所有的物品都被收集到桶里。

6. 在需要的时候提供本体感觉输入，比如在休息时在球上跳跃，或者提供深压或者需要用力的活动。

降低难度：如果孩子在向后仰时很害怕，那就躺在地板上而不是躺在球上玩这个游戏。如果需要的话，抓住他们的脚踝以保持稳定。

增加难度：可以规定特定的顺序让孩子够取2~3个相应的物品，以此来锻炼孩子的记忆力。

感觉策略卡片

制作带有不同活动的感觉策略卡片，帮助孩子唤醒或平静身体的不同部位。这些卡片方便保存，而且可以在任何需要的时候使用。可以把它们放在冷静感觉箱里（第30页），也可以随身携带。你也可以和孩子的学校团队讨论在学校里使用这些卡片。

年龄：3岁+

准备时间：30分钟

活动时间：15分钟或根据需要

材料：

1或2张纸（A4）

铅笔或钢笔

马克笔或蜡笔（可选）

塑封机（可选）

剪刀

小收纳盒或魔术贴（卡片可以贴在一张大纸上）

步骤

1. 将一张纸对折4次，得到16个正方形。

2. 在每个折痕中画一条线来确定每个正方形。

3. 为每个特定的感觉系统制定1～3个策略。在每个正方形（卡片）上写一个策略，如果可能的话，画一张相关的图。实例：

   • **听觉类：**听一首最喜欢的歌；戴噪音消除耳机。

   • **口部运用：**嚼口香糖或吃脆的零食。

   • **本体觉：**挤在枕头里；用毯子把身体裹起来；深压。

   • **触觉：**使用感觉箱、捏捏球、毛绒玩具或毛毯。

   • **前庭觉：**摇摆，旋转，倒立。

   • **视觉：**关灯，涂色。

4. 如果需要的话，用塑封机塑封好，然后剪下来制作成卡片。

5. 把卡片放在盒子里，或者用魔术贴把卡片粘在一张大纸上。把它们放在手边，方便在需要时使用。

6. 让孩子自己来选择活动，或者当他感觉很糟糕时，把卡片给他让他选择。

球上钓鱼

　　就像"反向挤压球"一样（第51页），这个活动可以帮助孩子适应不同的头部位置的变化，同时也可以增强他们的腹部肌肉力量。所有这些都在一个有趣的钓鱼游戏中进行，让孩子学会保持平衡，这样他就不会掉到"水"里了！

年龄：4岁+

准备时间：5分钟

活动时间：10分钟

材料：

瑜伽球或者大龙球

钓鱼玩具

桶

踏步凳（可选）

步骤

1.　把一个瑜伽球放在空地的中央，把玩具摊开在地板上，一些放在手臂够得着的范围内，一些放在手臂够不着的范围。

2.　把水桶放在距离球30～60厘米的地方，距离足够投掷即可。当然也可以把桶放远一些提高挑战难度。

3.　如有必要，可以扶稳孩子或使用踏步凳，帮助孩子俯卧在球上。可以抓住他们的脚踝来帮助支撑。

4.　鼓励孩子用手移动，腿保持在球上，伸手"钓鱼"，并把"鱼"放在桶里。

5.　在游戏中给予孩子表扬和鼓励！

降低难度：如果孩子在玩球时对头朝下表现出恐惧，那就不用球，让他们趴在地板或滑板车上，用手去够取东西。

增加难度：训练记忆能力，让孩子按特定的顺序收集2~3个东西。

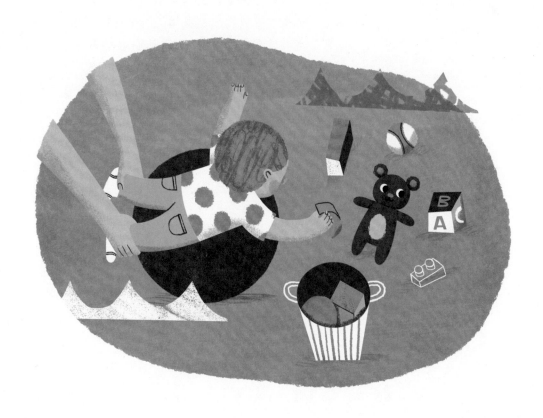

描绘我的感受

让孩子通过创作一幅真人大小的自画像来探索自己身体上所有关于情感的信息。通过这个活动，孩子可以增强对潜在身体信息的意识，从而帮助他把身体信息和情感体验联系起来。

年龄： 4岁+

准备时间： 10分钟

活动时间： 30分钟

材料：

画纸或牛皮纸

蜡笔或马克笔

步骤

1. 在地板上，展开足够大的纸让孩子躺在上面。

2. 让孩子平躺在纸上，用蜡笔描出他的轮廓。

3. 问一些与感觉相关的基本问题，帮助他弄清楚这些感觉发生在身体的哪个部位，以及他的身体是如何反应的。从引导性的问题开始，适当提供支持。举例说明你的感受，甚至谈谈你自己的身体是如何反应的——这会帮助孩子思考。具体的建议包括：

   - "当你快乐时，你的身体感觉如何？"可能的答案：我想笑；我的心感到温暖；我感觉很好。

   - "当你生气的时候，你的身体感觉如何？"可能的答案：我的心跳得很快；我觉得胸口发紧；我的手握紧；我的眉毛皱起来了。

   - "当你紧张时，你的身体感觉如何？"可能的答案：我心里七上八下；我的手开始出汗；我很难出声。

4. 鼓励孩子通过在身体轮廓上画画来帮助他描
    绘自己的情绪感受。例如，你可以建议他在
    肚子上画蝴蝶来表示他紧张时的感觉。

降低难度：给孩子提供关于情绪和相关身体反应
的想法和选择。

增加难度：让孩子自己解决问题，探索所有这些
情绪和身体信息，独立地识别这些不同的感觉，
以及它们是如何在身体上表现出来的。

身体信息

　　我们都有需求，当我们的身体有需求时，会向我们发送信息。例如，当我们累的时候，我们会打哈欠，眼皮也会感到很沉。我们可以通过创作图片和故事来向孩子们展示他们的身体是如何感觉的，以及如何对身体的需求做出不同的反应，这可以帮助孩子更好地了解自己的身体信息。

年龄：4岁+

准备时间：10分钟

活动时间：30分钟

材料：

纸

绘画和书写工具，网络或者杂志里的图片

胶棒

步骤

1. 在每一张纸上写上"当……，我知道……"，每一张纸都应该关注孩子可能需要解决的生理需求，比如饥饿、口渴、上厕所、热/冷、疲劳、疼痛等等。

2. 对于每一个身体需求，让孩子想1～3个身体层面的信息来填补空白。例如："当我的喉咙觉得干的时候，我知道我渴了"或者"当我起鸡皮疙瘩的时候，我知道我冷了"。

3. 在句子下面留出空间，让孩子画出或粘贴与这种感觉相匹配的图片。

降低难度：给孩子提供身体信息的选择。

增加难度：讨论当下的感受，让孩子关注他们身体的感受以及身体的反应。

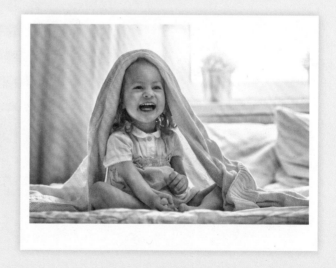

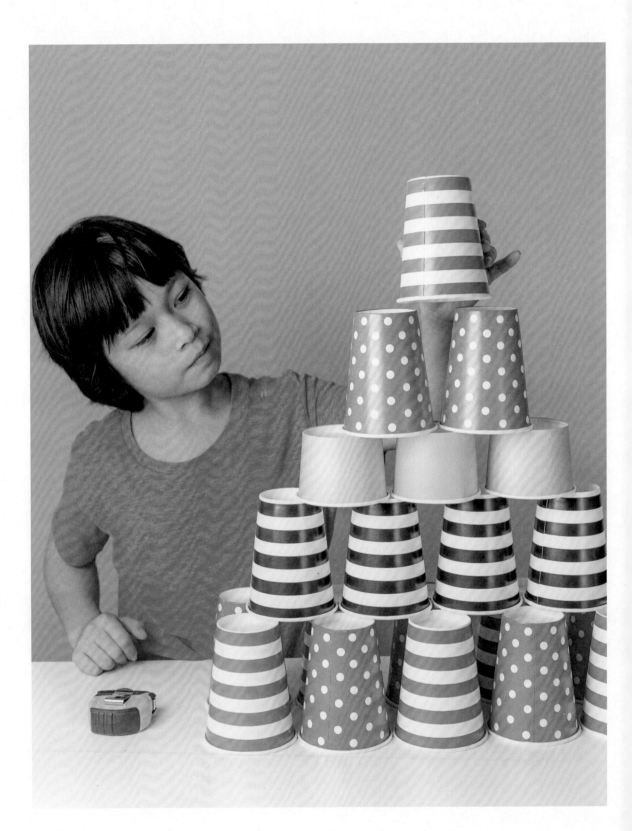

第三章

运动技能

　　"运动技能"是一个关于使用肌肉的术语。

　　大运动技能需要大肌肉和全身运动来保持平衡、协调、身体意识、力量和耐力，一般涉及的动作有坐、站、走、跑等活动。精细运动技能涉及较小的肌肉，尤其是手部的肌肉的运用，包括手眼协调、手和手指的力量，以及双手的协调——这是写字、绘画等所必需的技能。口部运动技能则涉及口腔内和口腔周围的肌肉，对吃饭和说话至关重要。患有脑瘫、唐氏综合征或其他身体残疾和发育迟缓的儿童，以及患有孤独症谱系障碍、感觉处理障碍和多动症的儿童，都可以从本章的活动中受益。任何孩子都会喜欢这些游戏，因为这是一种将趣味性和功能性相结合的训练方式。

舔嘴唇

孩子会一次在嘴里放很多的食物吗？孩子用舌头移动嘴里的食物有困难吗？

尝试这个有趣的游戏，把食物放在他的嘴角，通过左右舔嘴角的动作来练习他的舌头。

年龄：1岁+
准备时间：10分钟
活动时间：15分钟

材料：

黏稠的食物，如苹果酱、酸奶或布丁

步骤

1. 把黏稠的食物抹在孩子两边的嘴角上，也可以让孩子自己抹。

2. 鼓励孩子向两边移动舌头，尽可能多地够到食物。

3. 如果孩子没有表示出厌恶，那就可以把游戏升级，告诉孩子不要看，让他在舔食的时候猜食物是什么。

4. 如果孩子有塞得过多或吃得太快的情况，那就把它变成一个小口细嚼慢咽的有趣游戏。

安全提示：如果孩子在进食方面有其他的需求，在进行这项活动之前请咨询您的作业治疗师或其他专业人员。

降低难度：用镜子，这样孩子就可以在寻找食物时看看自己是如何左右移动舌头的。

增加难度：在没有食物的情况下，看看孩子的舌头在嘴里左右移动去触碰脸颊内侧的速度有多快。

玩具翻斗车比赛

谁不喜欢有趣的竞赛呢？这个游戏需要孩子的手和膝盖一起用力来推他的玩具翻斗车，一直奔向终点，这个过程可以帮助孩子锻炼协调性、平衡性和力量。

年龄：1岁+

准备时间：10分钟

活动时间：20分钟

材料：

绳子或胶带

柔软的表面，如草坪或泡沫垫

填充卡车的物品：小石头、玩具等

2辆玩具翻斗车或其他可以用来推的玩具

计时器（可选）

步骤

1. 用两根绳子或胶带在柔软的表面上标记起点和终点，间隔大约1.5～2.5米。

2. 把石头或其他小物品放在起点处，把桶放在终点处。

3. 让孩子拿一辆翻斗车，跪在起点处做准备，可以与家长推的另一辆卡车一起比赛，也可以用计时器计时。

4. 当你说"出发"的时候，让孩子在卡车里放尽可能多的石头或者其他小物品，然后保持手和膝盖一起用力推动卡车向终点前进。

5. 到达终点后把石头倒进桶里。

降低难度：让孩子坐着或站着，在桌面上推动玩具卡车，在卡车里放适量的石头来增加重量。

增加难度：让孩子在推翻斗车的时候使用不同的姿势，比如用脚推卡车或者在推卡车的时候走螃蟹步。还可以让他推着卡车穿过沙子、泥浆，甚至是剃须膏，来提高多种感觉处理能力。

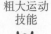
摘星星

你可以使用家里的玩具和家居用品搭建一个简单的障碍路线，鼓励孩子在穿越障碍的同时试着采用不同的身体姿势。这个游戏是专门为年龄小的儿童或者有运动障碍的儿童设计的。

年龄：1岁+

准备时间：15分钟

活动时间：15分钟

材料：

泡沫或瑜伽垫

时空隧道或用纸来搭建一个隧道

可以爬上爬下的柔软物品：枕头、泡沫塑料、软垫、沙包椅等

带有悬挂玩具的活动垫（适用于2岁及以下儿童）

挂一些简单的物品：用绳子连着的玩具，移动的动物，或不同形状的纸板（适合3岁及以上的儿童）

用衣架夹、胶带或丝带把物品挂在绳子上

步骤

1. 把垫子在空地上铺开。

2. 打开时空隧道，或在结实的凳子、椅子或沙发之间放一条床单，搭建一条隧道。

3. 使用软的物品，为孩子创造一个小斜坡，让他爬上去。

4. 把活动垫或者其他悬挂的物品放在方便孩子伸手可以够到的地方，具体的设置方式根据年龄来安排：

   • **2岁**：使用活动垫，鼓励孩子爬过去伸手去够悬挂的物品。

   • **3~5岁**：引导孩子在跪姿的情况下把背挺直够到物品，如果可能的话，把它们拿下来。

   • **5~6岁**：让孩子试着半跪或单腿站着去拿东西，还可以让孩子把东西从绳子上解下来。

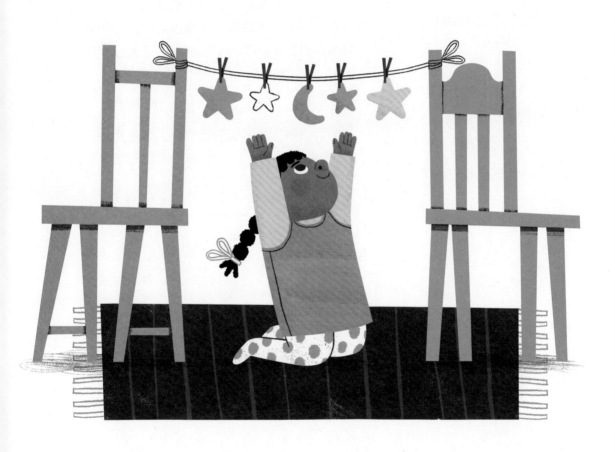

倒果汁

　　这个活动可以帮助孩子发展精细运动技能和双手的协调配合能力。把这个活动变成游戏，看看在1分钟内谁倒的果汁更多。

年龄：1岁+

准备时间：10~15分钟

活动时间：20分钟

材料：

2个或更多坚固的塑料杯或塑料罐

用来装满容器的东西：水、沙子、干豆、珠子等

两个或更多空牛奶瓶或果汁瓶

计时器

步骤

1. 让孩子把一个塑料杯装满水或其他东西，如果需要可以提供帮助。让孩子拿起另一个塑料杯，把其中一个杯子里的水倒进另一个杯子里。继续来回倒，鼓励他们不要洒出来。

2. 重复步骤1，之后可以用牛奶瓶代替杯子。

3. 计时，让孩子尽可能快地倾倒，而不要洒出来。数数他在一分钟内可以来回倒多少次？

降低难度：把杯子里的液体或干的东西倒进一个大的敞口容器里。

增加难度：在倒水的时候增加一些大肌肉动作挑战，比如跪着，蹲着，甚至站在平衡板上保持平衡。

扭扭棒和绒球

让孩子把彩色的扭扭棒和小绒球放进瓶子里并装满，这个过程可以提高孩子的抓握和手眼协调能力！

年龄：1岁+

准备时间：15分钟

活动时间：15分钟

材料：

大约12个扭扭棒

15个或更多颜色的绒球（不同大小和纹理）

2个或更多干净的空水瓶

硬纸盒（可选）

美工刀（可选）

步骤

1. 在桌子上或地板上，摆好扭扭棒、绒球和水瓶。

2. 让孩子先探索。坐下来，观察孩子是如何玩这些东西的。

3. 让孩子把扭扭棒和绒球放进瓶子里，你可以展示给他们怎么做或者告诉他们怎么做。

4. 你还可以在纸盒子上切出不同大小不同形状的开口，让孩子把扭扭棒和绒球从不同的切口放进去。

安全提示：把美工刀放在孩子够不着的地方。对于年龄小的孩子，不要使用小物件。

降低难度：根据需要帮助孩子操作，或者使用宽口瓶。

增加难度：可以让孩子在扭扭棒上穿珠子，然后把它们插入瓶子。也可以让孩子使用厨房夹子夹起绒球放进容器里。

动次打次

用锅铲、锅或任何你能想到的家用物品制作音乐！跟着节奏跳舞，帮助孩子提高模仿能力、手部运用能力和协调能力。

年龄：1岁+

准备时间：10分钟

活动时间：30分钟

材料：

"鼓槌"：棍子，木制勺子，或者真正的鼓槌

"鼓"：锅铲，锅，桶，或者真正的鼓

步骤

1. 开始很简单：用两只手或鼓槌敲2～4次鼓，让孩子跟着你重复，逐步增加次数。

2. 试着改变节奏，在打鼓时交替用手或鼓槌敲打一个节奏2～4次，然后让孩子重复。

3. 鼓励孩子伴随着鼓声一起跳舞，让他做不同的动作，比如单手或双手合着拍子拍腿。你也可以一起加入他们的活动。

降低难度：保持简单，两只手同时使用，慢慢增加节拍数。

增加难度：让孩子做一些难的舞蹈动作，比如用左手碰右腿，用右手碰左腿。

吹吸管比赛

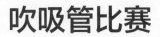

拿出你的吸管，和孩子一起，边吹吸管边爬向终点线。这个活动可以提高孩子的口部运动技能和肺活量。

年龄：2岁+

准备时间：5分钟

活动时间：15分钟

材料：

胶带

2个或更多软吸管

棉球或绒球

步骤

1. 在空旷的地方，用胶带在地板上标识出起点和终点，相隔1~1.5米左右。

2. 让每位参赛者拿一根吸管和一个棉球，在起点处趴好做好准备。

3. 保持你的嘴唇紧贴吸管，并告诉孩子如何吹一口气能够推动棉球向前。

4. 匍匐前进，跟上球，把它吹向终点线。看谁先到！

降低难度：让孩子坐在桌子旁边，脚放在地上，椅背有很好的支撑，这样他可以练习在桌面上吹动吸管和绒球。鼓励孩子尽可能坐高，深呼吸。如果需要的话，教孩子如何让自己的嘴唇紧贴吸管。

增加难度：增加赛道的长度，还可以变换移动的方式，例如用狗熊爬或者滑板车。

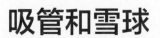
吸管和雪球

你甚至在夏天也可以玩"雪球"！就像吹吸管比赛一样（第69页），这个活动锻炼的是口部运动技能，但它也能帮助孩子提高呼气和吸气的力量。

年龄：2岁+

准备时间：5分钟

活动时间：15分钟

材料：

大约15个棉球

1根或更多吸管

小盘子或容器

计时器（可选）

步骤

1. 把"雪球"（棉球）和吸管放在干净的桌子上，左边和右边各放一个盘子。

2. 让孩子坐在桌子旁边，背部有椅背支撑，双脚可以放到地板或者脚踏板上。

3. 让孩子拿起吸管，闭上嘴唇，练习吸气，保持几秒钟。

4. 让孩子用一只手握住吸管，把吸管放在"雪球"上，然后吸气，这样"雪球"就"附着"在吸管上了。如果需要，你可以用另一根吸管来演示。

5. 屏住呼吸几秒钟后，孩子就可以把吸管移到盘子上，然后吹气把雪球"扔"到容器里。

6. 重复这个步骤，直到所有的雪球都被清理干净。

降低难度：让孩子只练习把雪球吸在吸管上几秒钟。

增加难度：让孩子的朋友或兄弟姐妹加入，看谁能最快地清理他们的雪球。可以给孩子们计时，看看他们是否能打破之前的记录。

喂养恶龙

恶龙很饿，它需要孩子的帮助才能吃到食物。不过不要吵醒它们。这个活动可以提升孩子的运动技能，例如平衡、协调、耐力和操作物品的能力。

年龄：2岁+

准备时间：15分钟

活动时间：20分钟

材料：

卡片

马克笔

食物玩具

大勺子或夹子（可选）

装食物的容器

龙或其他"凶猛"动物玩具模型，或龙的图片

步骤

1. 使用卡片和马克笔制作"动作卡片"。在每张卡片写下或者画出适合孩子年龄的动作，如跳跃、爬行、单脚跳或跳绳等。

2. 把食物玩具、勺子或者夹子放在容器里，跟卡片一起放在房间的一边，把沉睡的龙放在另一边。

3. 让孩子挑选一张卡片，要用卡片上的动作去喂龙。可以用勺子或夹子或直接用手拿着一份食物，穿过房间。注意别把食物掉在地上，否则会惊醒恶龙的!

降低难度：让孩子走着去喂龙，不用做卡片上的动作。

增加难度：在一个开阔的地方，蒙住孩子的眼睛，引导他们去找到恶龙并喂食。注意要离孩子近些，别让孩子撞到东西。

吃硬币的怪物

把网球变成吃硬币的怪物！这个活动可以锻炼孩子的手部精细运动。

年龄：2岁+
准备时间：15分钟
活动时间：15分钟

材料：

美工刀

网球

胶水

装饰品：塑料眼睛、羽毛等（可选）

硬币

步骤

1. 用美工刀沿着网球上的灰色线切一个7厘米的狭缝，用手把开口撑大，这是怪物的嘴。

2. 如果孩子感兴趣，他可以用各种装饰品来装饰球。

3. 把硬币铺在地板上或桌子上，让孩子每次拿起一枚硬币去喂怪物。活动的目标是让孩子用一只手握住网球，用另一只手把硬币放进"嘴里"。观察孩子是如何捡起硬币的。

    *   对于3岁以下的儿童，他们可能会用所有的手指来把硬币抓起来。
    *   对于大一点的孩子，他们可以用拇指和食指（可能还有中指）捏起硬币。

4. 数一数孩子在一分钟内能把多少硬币放进怪物
   的嘴里？

安全提示：把美工刀放在孩子够不到的地方。

降低难度：让孩子练习在两只手之间转移硬币。如
果硬币太难抓，或者孩子喜欢把东西放进嘴里，那
就用绒球或其他物品。

增加难度：用绒球替换硬币，用厨房夹钳或筷子等
夹起绒球，喂怪物。

保持姿势!

孩子能保持瑜伽姿势和其他身体姿势多久而不跌倒?这个活动可以锻炼平衡、力量和协调性,同时也可以教孩子一些有趣和简单的瑜伽姿势。

年龄:2岁+

准备时间:5分钟

活动时间:20分钟

材料:

不同姿势的瑜伽卡片或图片

软垫子,如瑜伽垫或健身垫

计时器

步骤

1. 给孩子看一张瑜伽姿势的图片,如果孩子已经知道这个姿势的名称,就直接说名称。
   - 2～3岁:猫式、桥式、儿童式
   - 3～5岁:船式(像小船一样弯曲身体)、眼镜蛇式、犬式
   - 5～6岁:树式、鹰式、勇士式

2. 让孩子尽可能长时间保持这个姿势而不跌倒。

3. 尝试各种各样的姿势,也可以让其他孩子加入进来,增加乐趣。

降低难度:让孩子保持这个姿势5秒,然后再朝着更长的时间努力。

增加难度:让孩子闭上眼睛来挑战他的平衡能力。

DIY平衡板

做一个简单的自制平衡板，帮助孩子锻炼大肌肉运动能力和感觉处理技能。你也可以把这个活动加到这本书中的任何其他活动中，以帮助孩子锻炼平衡能力。需要的材料可以事先在五金店里购买，也可以自己提前准备。

年龄：2岁+

准备时间：30分钟

活动时间：根据孩子的情况确定

材料：

砂纸

1根长60厘米、厚2厘米、宽25厘米的木板

彩色胶带或颜料（可选）

1根长60厘米、直径为4厘米左右的PVC管

步骤

1. 如有必要，用砂纸把木板打磨光滑。

2. 如果孩子感兴趣，可以帮助他用彩色胶带和颜料来装饰木板。

3. 将PVC管放在地毯上或草地上，然后将木板放在上面。

4. 让孩子站在木板上，看看他们能保持平衡多久，如果需要的话，可以牵着他的手保持平衡。

安全提示：不要把平衡板放在容易滑动的坚硬或光滑的表面上。

降低难度：让孩子试着跪在木板上保持平衡（可能需要护膝或靠垫）。

增加难度：站在平衡板上玩接球游戏。

晾衣服

　　啊，那些是脏衣服！让孩子"洗"衣服，拧干，然后把衣服挂在自制的晾衣绳上。这个活动可以锻炼孩子的精细运动技能，比如手部力量、物品操纵和双手协调。

年龄：3岁+

准备时间：15分钟

活动时间：20分钟

材料：

绳子，约30～60厘米长

2张椅子或其他东西，可以把绳子拴在上面

约10个晾衣夹

毛巾（如果在室内）

一桶温水

肥皂（可选）

5件左右的小衣物：娃娃的衣服，孩子以前穿过的小衣服等等

步骤

1. 自制一根晾衣绳，把绳子绑在与孩子视线齐平的两把椅子之间。将晾衣夹固定在晾衣绳上，将毛巾放在晾衣绳下面（如果在室内）。

2. 将桶装满水，加入肥皂（如果使用的话），搅拌使其产生泡沫，把衣服放在椅子旁边。

3. 让孩子保持坐或跪的姿势，收集所有的衣夹。鼓励他用拇指和食指把晾衣夹从晾衣绳上拿下来，放在衣服旁边。

4. 现在让孩子拿一件衣服，把它浸到桶里，然后拿出来，并告诉他们如何用双手向相反的方向旋转，把水拧出来。

5. 最后，让孩子拿1～2个晾衣夹，把衣服挂在头顶的绳子上。用一只手捏住晾衣夹的顶部以打开它，另一只手定位衣服。

6. 鼓励孩子把所有的衣服都洗完并挂好。

穿衣接力赛

孩子今天想成为谁?让孩子选择一个装扮主题,然后单腿站立、跳跃并以最快的速度穿好衣服,这个过程可以锻炼孩子的平衡和协调能力。

年龄:3岁+
准备时间:15分钟
活动时间:15分钟

材料:

5件装扮衣服:衬衫、裤子、袜子、帽子、手套

5个储物箱

计时器

步骤

1. 把每件衣服放在不同的箱子里。

2. 将箱子以直线、曲线、圆形或其他形式摆好。

3. 启动计时器,让孩子每次到一个箱子去穿上一件衣服时都要做一个新的动作。例如:跳着去拿一件衬衫并把它穿上;像蛇一样移动并穿好裤子;单脚站立穿衣服等等。

4. 一旦孩子完成了所有箱子里的衣物穿戴,停止计时器!看看孩子有多快?下次还可以更快吗?

降低难度:把衣服卷起来,露出开口来帮助孩子穿衣服。如果需要的话,可以让孩子坐下来穿,不要使用计时器。

增加难度:穿有拉链或纽扣的衣服。

纸盘溜冰鞋

让孩子穿上纸盘做的溜冰鞋在地板上"滑冰"。要小心——这很有趣，但也很危险。

年龄：3岁+

准备时间：5分钟

活动时间：15分钟

材料：

2个纸盘

步骤

1. 把两个纸盘放在光滑的表面上，比如硬木地板或油毡地板。

2. 让孩子脱下袜子，把每只脚放在一个单独的纸盘上。然后在地板上滑行，两条腿依次向前，同时保持双脚放在盘子上着地。

降低难度：让孩子穿上袜子，用胶带把盘子固定在脚上。

增加难度：可以设置锥体或其他物品作为障碍物。还可以在滑冰的时候加一个球，边滑边接球，进一步挑战孩子的平衡能力、手眼协调能力和注意力。

面团字母

让孩子把橡皮泥或者超轻黏土里的珠子取出来，然后制作字母，这样可以锻炼孩子的手部力量。

年龄：3岁+

准备时间：20分钟

活动时间：30分钟

材料：

10张或更多的画纸

黑色马克笔

2或3种不同颜色的橡皮泥或者黏土（参见第166页"面团厨师"）

珠子，纽扣或玻璃球

步骤

1. 在每张纸上，用马克笔写一个大写字母，你想写多少就写多少。

2. 在桌上将一种颜色的橡皮泥压平，粘上珠子，然后把它卷成球，这样里面就装满了珠子。

3. 把这些包有珠子的橡皮泥和字母一起给孩子。他的任务是取出所有的珠子，然后用橡皮泥来制作你之前写下的字母。

4. 让孩子用拇指和食指捏取的方式来取出珠子。

5. 向他们展示如何把橡皮泥做成像蛇一样的长条，然后沿着纸上的大写字母的轨迹制作字母。

6. 每制作一个新的字母都可以换一种颜色的橡皮泥。

降低难度：用图形、线条来代替字母。

增加难度：让孩子自己把珠子放进橡皮泥里。

橡皮泥上画画

在橡皮泥上画画、切割形状和练习写字母更有趣！这个活动可以帮助孩子们学习掌握书写时如何使用适当的力度，这也是一个好的进行书写任务时的热身练习。

年龄：3岁+

准备时间：10分钟

活动时间：30分钟

材料：

3或4种颜色的橡皮泥（见第166页"面团厨师"）

擀面杖

可以在橡皮泥上"书写"的工具：棉签，牙签或旧铅笔

儿童剪刀

步骤

1. 用擀面杖擀平2种颜色的橡皮泥，让孩子站起来，伸直双臂，手掌用力将橡皮泥压平。

2. 让孩子用一件工具在橡皮泥上画形状。对于4岁以上的孩子，要观察他们的抓握方式，如果可能的话，鼓励他们用三指或者四指的抓握方式进行写画。
   - **3~4岁：** 在橡皮泥上画一个圆圈，然后再画一个"十"字，让孩子模仿。
   - **4~5岁：** 让孩子模仿或独立画正方形、三角形和对角线。
   - **5~6岁：** 让孩子模仿或者独立写出大小写字母。

3. 让孩子用橡皮泥剪出不同的形状，鼓励孩子用大拇指朝上的姿势，另一只手来帮助旋转面团，使其更平滑地切出形状。

降低难度：预先轻轻地在橡皮泥上画出形状，然后让孩子在上面描摹或加深。甚至还可以让孩子用手指代替棉签等工具来画画。

增加难度：用面团擀出长条形，然后让孩子制作字母。

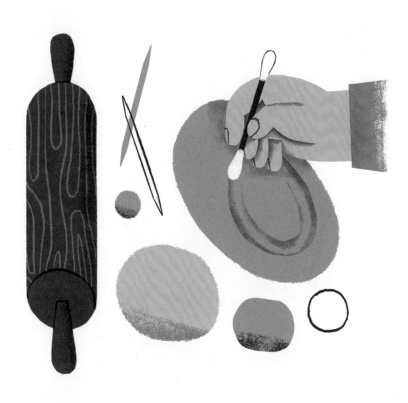

粘尾巴

让孩子剪出不同的形状，把它们粘在兔子上，作为尾巴、耳朵和腿。绘制、切割和组装形状都是锻炼精细运动和视觉技能的好方法。

年龄：3岁+

准备时间：10分钟

活动时间：15分钟

材料：

2张纸

彩色铅笔，马克笔或蜡笔

儿童剪刀

胶棒

步骤

1. 在一张纸上画出：兔子脸（圆圈），两个兔子耳朵（三角形），一条尾巴（小圆圈），一个身体（大椭圆形），四条腿（长方形）

2. 在桌子上放另一张纸作为"背景"。

3. 让孩子剪出形状，使用拇指向上的姿势，在裁剪时尽可能靠近线条，并使用他的另一只手来帮助旋转纸张。

4. 让孩子把兔子的身体各部位粘在"背景"纸上。

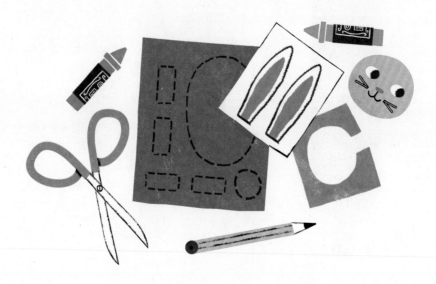

5. 当孩子工作时，退后一步观察，他把兔子的身体部位粘在正确的地方了吗?如果不是，问一些引导性的问题，比如：

- "你觉得兔子看起来是什么样子的?"
- "身体各部分的朝向正确吗?"
- "这儿看起来有什么不同?"
- "你想把这个换个方向吗?"

还可以提供视觉支持，例如在页面底部画一条线代表草地，以帮助孩子正确地放置兔子的位置。

6. 孩子的目标是把兔子的身体各部位放在正确的位置，别忘了要表扬孩子的努力。

降低难度：帮孩子裁剪兔子的身体部位，然后自己示范将1~2块粘到背景纸上，帮助孩子理解摆放的正确位置和方向。

增加难度：让孩子自己画出兔子的形状。还可以发挥创造力，画其他不同的动物，比如画一个大象的鼻子，或者画一个鲨鱼的鱼鳍。

徒步游猎

在这次冒险中，您将与孩子一起制作一个障碍路线，然后用袋鼠跳、鸵鸟跳或者其他动物行走的方式来穿越障碍。这个活动除了可以提高粗大运动和精细运动技能之外，还可以锻炼孩子的记忆力和听指令的能力。

年龄：3岁+

准备时间：20分钟

活动时间：15分钟（重复4或5次）

材料：

蜡笔或马克笔

4张（20厘米×25厘米）卡片纸

儿童剪刀

绳子，泡沫棒，胶带或棍子等，用作跳跃用的障碍

步骤

1. 让孩子在卡片上画出并裁剪出4个或更多的大圆圈，作为水坑。注意观察孩子使用剪刀的姿势是否是大拇指朝上，并能用另外一只手辅助纸张的旋转。

2. 设置障碍路线：把水坑间隔15cm左右排开，将绳子、泡沫塑料、空心棒或棍子放在地上作为跳跃的"圆木"，也可以用胶带来替代。

3. **水坑：** 让孩子像袋鼠一样用两只脚分别跳过水坑。

4. **圆木跳：** 让孩子跳得尽可能高，越过圆木，然后双脚同时着地，就像鸵鸟一样。

5. **动物行走：** 引导孩子像狮子一样潜行，像蛇一样滑行，像斑马一样飞奔，像大象一样踩脚等等。如果需要，你可以示范不同的行走方式。

6. 然后重复进行。孩子能记住所有的步骤吗？可以在必要时给予提示。

降低难度：加粗圆圈的线条，降低孩子裁剪的难度，或者帮孩子剪出形状。

增加难度：让孩子单脚跳过水坑，把"圆木"设置得离地面高一点。

涂鸦

　　这个活动可能会搞得乱七八糟，但是却非常好玩儿。让孩子手脚并用来画画，既可以锻炼孩子的力量、平衡，还可以提升感觉处理能力。

年龄：4岁+

准备时间：10分钟

活动时间：20分钟

材料：

旧毛毯或者书画专用的毡子

胶带

卷纸，每次大概需要60厘米长

纸盘

可洗颜料

湿布和干布

瑜伽球或者大龙球

罩衣或旧衣服

步骤

1. 把毡子或者毯子放在靠近墙壁、门或其他垂直表面的地方。用胶带把一张60厘米长的纸贴在墙上，高度在孩子躺着也可以够到的位置

2. 穿上罩衣或者旧衣服，在每个盘子上倒入不同颜色的水粉涂料，然后准备一块湿抹布和一块干抹布备用。

3. 让脚朝向墙壁，躺好，然后双脚着地抬起臀部形成一个臀桥。接下来，让他伸出一只脚蘸取颜料，臀部仍然悬在空中，在墙上的纸上留下一个脚印，然后再换另一只脚。必要时可以帮助孩子。

4. 让孩子坐在球上，伸手到球的两边或下面蘸取颜料，然后伸手到纸上做手印。如果需要的话，帮助稳住孩子的髋部。

5. 最后，让孩子趴在球上，摆出小飞机的姿
    势，双脚踩地作为支撑。双手蘸取颜料，然
    后单手或者双手在纸上印下手印。必要时可
    以帮助孩子维持平衡。

降低难度：如果孩子不喜欢把颜料弄到手上或脚
上，他们也可以使用画笔。

增加难度：还可以提高姿势的难度，例如在球上
做一个平板姿势（手臂、腹部和胸部放在球上，
膝盖离开地板）来画。

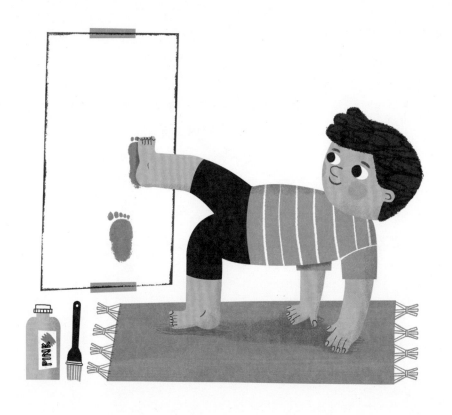

排球比赛

没有球场、球网，甚至没有排球，我们也可以打排球。在这个气球游戏里，看看谁可以获得最高的分数。我们还可以用网球拍或（干净的）苍蝇拍混合起来打气球。这个活动可以帮助孩子提高平衡和协调等运动技能。

年龄：4岁+

准备时间：5分钟

活动时间：15～30分钟

材料：

1个吹好的气球，额外再准备一些防止气球破掉的胶带

1枚硬币，用抛硬币的方式决定谁先开始

网球拍（可选）

平衡板（可选）

步骤

1. 吹一个气球。

2. 用胶带在房间中间贴出一条直线来作为"球网"，两边各站一个人。

3. 抛硬币决定谁先开始。第一个选手将气球抛起，用一只手或两只手将气球打过球网。

4. 轮流把气球打到对方那一边。

5. 当一名选手让气球接触地面时，另一名选手得到一分。打到5分或更高的分数为一局。

降低难度：让孩子专注于在空中击打气球3～4次，不要让它接触地面。

增加难度：在打气球的同时保持单脚站立，或者站在平衡板上。还可以让孩子帮忙吹气球来锻炼他的口部运动能力。

蘸水作画

孩子们都喜欢画画。让孩子用画笔蘸水就可以直接在室外、走廊里，或者在黑板上画画。这样不仅方便，还可以同时锻炼孩子的运动技能。

年龄：4岁+

准备时间：5分钟

活动时间：20分钟

材料：

水桶或大杯子，用来装水

2或3个大画笔或者毛笔

粉笔

步骤

1. 跟孩子一起跪在地上，把画笔浸在水里，从大字母开始写，让孩子用整个手臂来书写。

2. 接下来，让孩子把字母写得小一些，需要的时候把前臂放在地上，专注于用手腕和手指的小动作来"画"字母。

3. 可以先用粉笔写好字母，然后让孩子用画笔去描字母。

降低难度：用湿画笔在黑板上写字，或者用粉笔或马克笔在贴在墙上的纸上写字。4岁以下的孩子可以"画"形状而不是字母。

增加难度：看看孩子在第一个字母干之前能写多少个字母或单词。在阴凉处和在阳光下做这件事，看看有什么不同。

纸足球

我们的孩子不会意识到他们在锻炼运动技能和手眼协调能力——他们只知道自己正在玩一个不需要场地、球网甚至足球的小型"足球"游戏。

年龄：4岁+

准备时间：5分钟

活动时间：10分钟或以上

材料：

胶带或小篮子

一张纸

步骤

1. 用胶带或篮子在地板上分别搭建两个球门，间隔不超过1.2米。

2. 拿起一张纸，把它撕成两半，告诉孩子如何用拇指和食指捏住纸的顶部，然后旋转两个手腕向相反的方向撕。

3. 让孩子把这半张纸撕成至少4小片。

4. 然后让孩子用一只手拿起一张纸，用手指将其滚动并施加压力，把它揉成一个小球。

5. 把纸球放在两个球门中间。趴在地上。

6. 轮流把球弹向另一个人的球门，直到其中一人得到规定的分数（5分、10分等）。

降低难度：如果孩子试图用双手揉皱纸，或者他想把手放在身体上以获得更多的支撑，那就让他坐在非惯用手上，另一只手举在空中揉皱纸。如果这对于孩子来说太难了，那就让孩子趴着，把前臂放在地板上，但仍然只用一只手把纸弄皱。

增加难度：增加目标之间的距离，让孩子爬向球门去弹纸球。

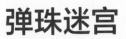

弹珠迷宫

　　帮助孩子制作一个又酷又好玩的迷宫，这可以锻炼孩子的创造力、问题解决能力和精细运动技巧。

年龄：4岁+
准备时间：30分钟
活动时间：30分钟

材料：

彩色胶带，强力胶布

空的卫生纸芯卷

儿童剪刀

双面胶

胶带

玻璃弹珠

纸盒（可选）

小容器，例如空的水果盒

塑料果汁盒（可选）

塑料杯（可选）

步骤

1. 让孩子把彩色胶带缠绕在纸卷上，装饰它们，并把纸卷连起来。引导孩子如何用胶带，不要把胶带缠绕起来。

2. 让孩子用儿童剪刀把纸卷纵向剪成两半。

3. 教孩子如何用双面胶把纸卷粘在一起，制作不同的角度和空间。我们的目标是为弹珠建一个迷宫，当你把它从顶部扔进去时，它会穿过所有的管道，最后从出口出来。用弹珠来测试你的设计，确保管道是畅通的。

4. 在出口处放一个容器，以便接住弹珠。

5. 把弹珠从顶部放入，看着它穿过迷宫!

6. 让孩子可以添加更多的纸卷，改变迷宫的设计。

降低难度：让大人来建造迷宫，让孩子只是把弹珠放到迷宫里。

增加难度：对于5岁或5岁以上的孩子，不要示范，让孩子自己发挥创意。

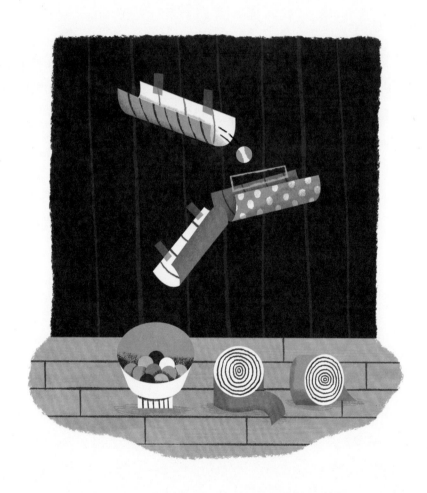

训练营游戏

欢迎来到新兵训练营!在这个活动中,孩子必须注意和遵循训练营式障碍路线中的指示。这个活动可以提高平衡、协调和听指令的能力。

年龄:5岁+

准备时间:15分钟

活动时间:20分钟

材料:

胶带

泡沫棒

2把椅子

口哨(可选)

计时器(可选)

步骤

1. 用胶带标记路线起点和终点,间隔至少2~3米。

2. 把泡沫棒挂在两个椅子之间,离地面不超过15厘米。

3. 让孩子从起点出发,向他们大声说出动作指令。如果您愿意,可以用吹响哨子来表示每个动作的开始和停止,并使用计时器来计时。以下是一些动作示例:

   • 原地跑30秒。
   • 做8个向前弓步,每次弓步交替双腿。
   • 匍匐爬向泡沫棒。
   • 站在泡沫棒旁边,侧身跳过6次,前后跳跃,双脚着地,然后再次以侧身姿势开始。

- 完成10个开合跳。
- 像军人一样，正步走6次，走的时候右手碰左膝，左手碰右膝。
4. 如果需要，示范每个动作。

降低难度：把每一步变成单独的活动来练习。

增加难度：增加障碍的高度，或者增加动作的类型，例如星形跳或者侧弓步等。

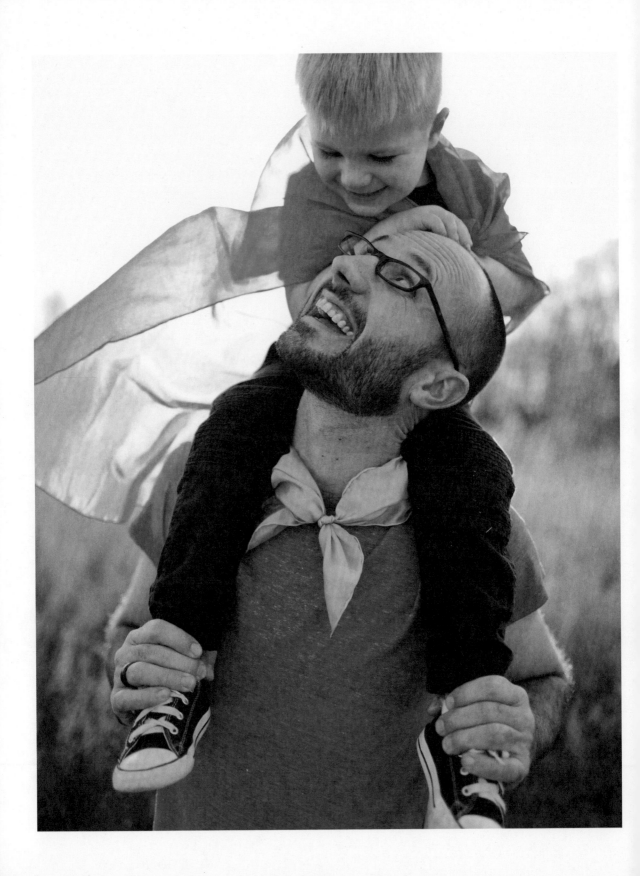

第四章
社交情感技能

　　社会情感发展包括五个方面：社交关系、沟通能力、社交游戏、情绪调节和自我意识。孩子要想学会与世界和其他人交往，首先要发展社交关系和沟通能力。社交游戏也是一个重要的"垫脚石"，可以让孩子们探索新的想法，培养社交参与、注意力和情绪调节等技能。随着儿童年龄的增长，他们表现出更强的自我意识和对他人情绪的意识，这有助于他们与其他人合作。本章中的活动对任何有社会情感差异的孩子都是有益的，对所有孩子也都是有益的，因为它们可以提升人类参与社会活动的基本技能。

练习技能

做鬼脸

做鬼脸有好处！这项活动有助于孩子对快乐的互动表现出兴趣，寻求你的关注，找到与你交往的方式，并作为交流和游戏的基础。

年龄：1岁+
准备时间：5分钟
活动时间：15分钟

材料：

你的脸！

步骤

1. 找一个安静的地方，不要分心。让孩子要么躺在地板上，要么坐在你的腿上。如果需要，使用感觉策略，如用毯子或魔术衣包裹住他们，以帮助他们保持注意力。

2. 开始用充满活力和搞怪的声音来吸引孩子的注意力。

3. 添加鬼脸和基本动作，如伸出舌头、微笑、咯咯笑和发出怪声。回应他们的行为并改变你的音量，例如从评论他们的行为时的大声到提问时的低语。

4. 提供深度的压力，如重重地挠痒痒（轻轻地挠痒痒可能会产生刺激过度）、挤压或逗弄，以帮助保持孩子的注意力。

降低难度：根据孩子的喜好调整感觉输入。考虑调暗灯光，降低声音，限制面部表情的变化。

增加难度：在房间里走动，这样孩子就要一直看着你的脸。模仿你孩子的表情和声音，看看孩子是否会跟着模仿回应你！

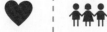
挠痒痒和拥抱

使用这个简单的挠痒痒和/或拥抱游戏来建立共同的注意力、预期和非语言交流。

年龄：1岁+

活动时间：10分钟

材料：

本活动无需材料

步骤

1. 在安全、有软垫的地面上，让孩子仰卧，搔痒他们的腹部。

2. 等待回应。孩子是微笑着还是看着你？他们是把你的手放在他的肚子上，还是以其他方式表达他们想要更多的东西？

3. 如果他们喜欢，把它变成一个期待游戏，让你的声音更生动，或慢或快地去逗他们。要保持变化，才能令孩子兴奋地期待你下一步要做什么！

4. 搔痒身体的不同部位，等着看孩子如何表达他们想要的更多。他们是举起手臂还是把手放在腿上？如果你在挠痒痒时嘴上说"胳肢"这个词或发出其他简单的声音，他们在要求更多的时候会模仿吗？

5. 密切注意孩子的身体暗示，一旦他们不动或不知所措，就立即停止。这项活动的目的是帮助他们与你接触，而不是制服他们。

降低难度：如果他们对触摸很敏感，可以使用间歇性拥抱或深压。

增加难度：让他们抬起身体的某些部位（胳膊、腿等），大人来挠这些抬起来的部位，或者在你挠痒痒的时候说出某些部位是什么，从而帮助他们理解身体部位。

加入

　　孩子最喜欢的活动是什么？这里的重点是加入他们的行列！坐下来观察孩子的兴趣和思维过程，然后加入他们的活动，模仿他们的游戏动作，像他们那样使用玩具。你可以进一步延展这些活动，以吸引孩子参与更多社交活动。

年龄：1岁+

准备时间：5分钟

活动时间：15分钟

材料：

特别喜爱的玩具或物品（可选）

步骤

1. 在孩子感兴趣的任何地方，坐下来观察孩子感兴趣的东西。观察光线是怎么穿过百叶窗的？他们喜欢看吊扇旋转，观察一下他们是旋转身体还是在玩具车上旋转轮子？

2. 做一些侦探工作，分解活动的各个部分，以了解孩子为什么会感兴趣。什么样的感觉体验可能会使他们感兴趣或高兴？孩子如何与这些感觉经验互动？这有助于孩子平静下来吗？和你预期的反应一致吗？带来了快乐、愉悦和其他"好"的感觉吗？

3. 坐在他们旁边的地板上，模仿他们的动作——例如在同一辆车（或不同的车）上旋转车轮，轮流旋转身体，观看这些灯光或风扇——加入他们的世界。

4. 利用这些兴趣拓展交互的社交活动：
   - 可以考虑用好玩的"阻挡"游戏，比如把你的手放在玩具车的方向盘上，或者把风扇关掉或打开。

- 假装你的手卡在某个位置了，以此来建立互动。
- 看孩子如何反应和交流（语言和非语言）来让你把手从方向盘或开关上移开。如果他们喜欢，就继续这种有趣的方式。

降低难度：如果孩子变得烦躁或异常，不想再专注于参与其中，这时就不要再勉强他接着游戏和交流，一定要承认孩子的感受，如果可能的话，试着和孩子交流讨论他们的情绪。

增加难度：根据孩子的沟通能力对他们提问，以进一步理解他们的游戏想法。参见"茶话会"（第119页）中提供的示例。

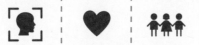
处理强烈的情绪感受

在孩子有强烈的情绪感受时，可以利用以下的活动。它致力于为任何情绪提供积极的反馈，无论它们有多大，找到方案来利用这些强烈的感受。

年龄：2岁+

准备时间：根据需要

活动时间：根据需要

此活动不需要材料

步骤

1. 当某种情况导致孩子有强烈的情绪感受时，退后一步，评估这种情况。你现在怎样才能给孩子支持？孩子能在此时此刻交流讨论这个强烈的感受吗，或者感觉策略才是更好的选择呢？

2. 如果孩子不能在此时进行交流或解决问题，请尝试感觉工具，如感觉策略卡片（第52页）、冷静感觉箱（第30页）、视听罐（第39页）、防撞垫（请参见第27页）等

3. 如果孩子现在能够接受他们的感受，那就公开讨论。可以这样评论："我们都会经历一些强烈的情绪感受。""这很正常，每个人都有自己的处理方式。""你能告诉我你现在感觉到什么样的情绪吗？""你知道你为什么会有这种感觉吗？"

4. 努力找到解决强烈情绪的简单方法，无论是使用感觉工具，还是邀请孩子跺脚或撕纸，甚至玩抓球游戏都可能帮助他们的身体重新恢复和舒缓。

我够不着！

通过将游戏物品放在孩子够不着的地方，让孩子描述或用手势共同取回所需物品来解决社交问题。

年龄：2岁+

准备时间：5分钟

活动时间：20分钟

材料：

毛绒玩具或其他想要的物品

高柜或橱柜

1或2个容器

可站立在上面的安全工具，如儿童凳子

可帮助够到物品的工具，如抓取玩具的钳子

步骤

1. 将毛绒玩具放在高台面或储物柜上，并将容器放在玩具前面，以增加接触玩具所需的沟通。

2. 准备好凳子、抓取器和任何其他可能用于解决问题的物品。

3. 向孩子寻求帮助，假装你够不着，不知道如何把玩具拿下来。

4. 想办法和孩子一起工作，解决问题。问："我们怎样才能把它弄下来？""我们能用什么？""用这个怎么样？"

5. 鼓励一起想好玩的障碍物的主意——也许凳子不够高，或者抓具不起作用。共同努力找到问题的解决方法或找到替代解决方案以获取玩具。

降低难度：提供建议和选择，大家一起把玩具拿下来。

增加难度：通过增强游戏难度，扩展解决社会问题的技能，例如修理玩具或寻找物品。参考"路障"这个活动（第112页）。

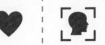
倾听呼吸和心跳

让孩子上下跳跃，然后坐下，感受他们自己的心跳和呼吸，以此将自我意识带入他们的身体。这也是一个可以舒缓他们身体的简单策略。

年龄：2岁+
准备时间：5分钟
活动时间：10分钟

材料：

瑜伽垫或毯子

步骤

1. 让孩子上下跳跃至少30秒。

2. 让孩子停下来，坐在地板上的瑜伽垫或毯子上。

3. 让孩子闭上眼睛，把手放在心脏上，感受和倾听。

4. 让孩子把手放在胸前，感受肺部呼吸。

5. 与孩子讨论他们感觉到了什么。他们还注意到了什么？

降低难度： 使用呼吸球（第35页）来提高孩子对呼吸的意识并计算呼吸次数。

增加难度： 使用与深呼吸相关的心理意象来控制此刻的呼吸次数（见第126页的"感觉场景"）。

镜子里的脸

　　面孔有不同的情绪吗？本活动旨在帮助孩子学会识别自己和他人的面部表情。

年龄：2岁+

准备时间：5分钟

活动时间：15分钟

材料：

2个小型直立式镜子或更大的镜子

纸张、蜡笔或马克笔（可选）

步骤

1. 将直立式镜子放在桌子或地板上，或一起站在较大的镜子前。

2. 从简单的面部表情开始。让孩子做一个快乐或微笑的表情，或者让孩子识别出你简单快乐的面部表情。

3. 一起探索愤怒、难过、沮丧、担忧、害怕、惊讶等不同的面部表情。改变面部表情，或者大声叫他们做表情，或者让孩子猜你做的表情。

4. 增加额外的感觉，探索微妙之处，如焦虑与恐惧等。

降低难度：只关注基本情绪，如快乐、悲伤和疯狂。

增加难度：对于3岁及以上的儿童，让他们选择或识别一种情绪，照镜子，做相关的表情，然后用这种情感画一幅自画像。

情感绘画

使用此活动结合了两个游戏："身体信息"（第58页）和"描绘我的感受"（第56页）。这项活动使用了与"身体信息"游戏类似的绘图形式，但侧重点是识别可能导致某些强烈感觉的日常情况。

年龄：3岁+

准备时间：15分钟

活动时间：30分钟

材料：

4或5张纸

钢笔或铅笔

网络或杂志上的照片（可选）

剪刀（可选）

胶水（可选）

塑封机（可选）

步骤

1. 在每张纸上，写下或让孩子写下"我在_____时候感觉到_____"在底下留出空间来绘制或粘贴打印的照片（如果使用）。

2. 为以下情绪创建一张表格：愤怒、悲伤、沮丧、担忧和快乐。

3. 让孩子思考可能导致这些情绪的情境，例如"当我的鞋子在湿草地上湿透时，我会感到愤怒""当我不得不在一大群人面前说话时，我会感到担心"或者"当朋友对我说不友好的话时，我会感到难过"。

4. 如果需要，帮助孩子裁剪并把照片贴上去，以匹配每一种情绪。如果需要可以塑封。

降低难度：为孩子提供不同情况的示例以匹配相关情绪。例如，"当您收到一封信时，您感觉如何？"

增加难度：就在此时讨论这些强烈感受（请参见第102页"处理强烈的情绪感受"）。

集体绘画

　　让孩子与朋友或兄弟姐妹一起决定使用什么物品，谁来做什么，以及如何一起合作创作一件艺术作品。像这样的活动建立在合作游戏技能的基础上，这种技能在一生中都会派上用场。

年龄：3岁+

准备时间：10分钟

活动时间：30分钟

材料：

画纸或大画纸（至少40厘米×50厘米）

各种颜色的可洗颜料

画笔

围裙

铅笔

装水的杯子

毛巾或抹布垫

步骤

1. 将纸张放在桌子或画架上，旁边放上颜料和画笔。穿上围裙。

2. 让孩子用铅笔画一个大圆圈，差不多和纸一样大（或者帮他们画）。

3. 让孩子和朋友一起决定要用什么颜色，需要什么画笔，谁来把杯子装满水，谁来准备毛巾。

4. 指导孩子们在圆圈里画商定的图案或颜色。他们能一起工作来填补这个圆圈吗？

5. 让他们一起解决这个问题。观察谁扮演哪个角色。谁领导或谁跟随？谁对不同的意见持开放态度？谁愿意妥协？根据需要，帮助他们提出开放式问题，反思强烈感受，并轮流扮演不同的角色。

降低难度：只使用一种颜色给圆圈上色，重点是覆盖所有的"露白的地方"。

增加难度：让孩子们一起画一个场景。让他们一起决定画一张图片，一起添加不同的部分，你在旁边引导支持他们的交流。

塑料埃菲尔铁塔

年轻的建筑师，你能用塑料杯建造一座多宽多高的埃菲尔铁塔呢？让一个或多个朋友一起解决问题，并收集所需的物品以完成塔楼并让其不会倒塌。

年龄：3岁+
准备时间：5分钟
活动时间：30分钟

材料：

20个或更多塑料杯

步骤

1. 指导孩子和朋友使用杯子建造一座尽可能宽和高的塔。

2. 让他们自己解决如何把杯子放在具体位置的问题。

3. 通过提出引导性问题，鼓励合作和分享想法：
   - "如何建造最宽和最高的塔？"
   - "将杯子放在哪个方向可能是最好的？"
   - "哦，这看起来是个棘手的问题。我想知道你的朋友对这个想法有什么看法。"

4. 在想法有分歧时提供支持，让孩子们相信有不同意见是可以的。通过承认每个孩子提出的每个想法的优点和缺点来提供支持，鼓励他们共同努力达成妥协。

5. 当他们努力完成塔时，观察并倾听。他们在一起干得好的是什么？你看到的最大问题是什么？他们是否能够改善沟通和团队合作？结束他们的塔楼建设活动时，对他们出色的工作表示赞扬和击掌。

降低难度：让孩子和一个成年人一起搭建高塔，
或者让一个孩子在第一轮活动中做主导，然后在
第二轮活动中再转换角色。

增加难度：加入不同大小的杯子或不同的物体，
以增加认知和解决问题的需求，并进一步挑战团
队思维技能。

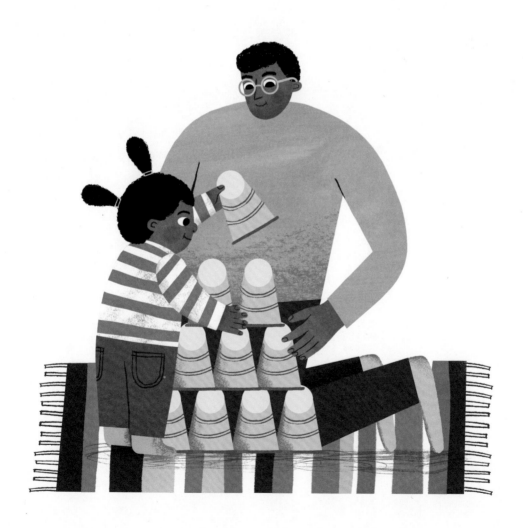

多云转晴

　　天气就像情绪一样！在这项活动中，孩子将学会思考天气的变化，以此来理解一天中，甚至在短时间内的情绪变化。早上一起床就和孩子确认天气怎么样是一件很棒的事儿。

年龄：3岁+

准备时间：10分钟

活动时间：15分钟

材料：

打印基本天气状况图片或用纸和蜡笔绘制（可选）

表情图像（可选）

步骤

1. 与孩子谈论各种天气状况，如晴天、阴天、刮风、下雨、下雪、暴风雨等。对于大一点的孩子，你可以谈论冰雹、龙卷风、台风等概念。

2. 现在谈谈各种情绪。孩子能将情绪与不同的天气条件联系起来吗？例如，如果你说"悲伤"或"哭泣"，他们可能会把这与下雨联系起来。如果需要，请提示他们——也许你可以问："阳光明媚的日子让你感觉如何？"看看他们是否能独立地将不同的感觉与不同的天气条件联系起来。

3. 这也可以作为一项集体活动。在小组中四处走动，询问每个孩子他们现在的情绪与哪种天气状况相关，让小组中的孩子们试着猜测他们可能感受到的情绪。

4. 利用天气模式来进行各种关于情绪的对话：
   - 向孩子解释如何通过思考天气状况来帮助他们理解自己的情绪。
   - 讨论天气状况有时很难改变（比如坏心情！），或者变化很快（比如发生很棒的事情时突然高兴）。

- 解释每个人都有不同的情绪，这些情绪并不能定义他们是谁。讨论他们如何使用各种策略来帮助自己处理强烈感受。

降低难度：将天气图片与不同表情的图片配对。

增加难度：扩展到其他主题和概念，如音乐或动物。孩子能独立地将这些表征与他们自己的情绪联系起来吗？

路障

通过创造一个"路障"，建立更高层次的解决社交问题的技能。这项活动通过变化的游戏情境或在游戏中设置障碍来让孩子应对挑战。通过提供一些可能无效或备选的建议，帮助孩子应对挑战。目的不是让孩子感到沮丧，而是扩展他们的思维。汽车游戏中的文字路障就是一个例子，但是你可以创建任何你想到的形象的路障！

年龄：3岁+

准备时间：10分钟

活动时间：20分钟

材料：

玩具车或其他车辆

滑轮或绳索

步骤

1. 让孩子想象一个玩玩具车的情境，比如让玩具车沿着道路行驶、穿过桥或穿过洗车间等。当你们一起玩的时候，慢慢用积木假装是障碍物，如施工路障、铁路道口等。从简单的开放式问题开始，例如：

   • "为什么我们不能过桥？"
   • "汽车是怎么停住的？"
   • "什么东西挡住了汽车？"

   根据需要，慢慢地提供更多的支持，共同解决问题。

2. 提供一些看上去"毫无意义"的建议，激发孩子去思考，并提供替代方案和有逻辑的解决方案，让他们既能够分享式思考，也能够独立式思考。

3. 扩展假想游戏的想法——也许桥有个洞，需
   要修理。孩子可以找到什么东西来修复它，
   使汽车可以再次过桥？

降低难度：为设置游戏主题提供支持。让它简单
点儿，例如使用一个积木来阻止汽车行驶，并指
出如何移开积木"放行"。提供尽可能多的情感
支持，帮助孩子保持自律。

增加难度：让孩子制造路障，提供各种看上去有
点儿傻和不那么傻的解决方案来帮助解决问题。

应对技能轮盘

通过转动轮盘，选一种策略或技巧，帮助孩子应对强烈情绪，努力在各种情况下保持冷静或朝着冷静下来的方向努力。

年龄：3岁+
准备时间：30分钟
活动时间：20分钟

材料：

2个纸盘

剪刀

纸张固定夹/图钉

马克笔

步骤

1. 从一个纸盘上切下一个约为纸盘大小1/8的小三角形，从圆心向边缘延伸（在纸盘的边缘/凸起之前）。

2. 取出第二个盘子，用图钉等固定在第一个盘子下面。

3. 旋转上面的盘子，依次露出下面的八个区域，并在每个区域写下一个适合孩子的不同应对策略。以下是一些例子：
   • 做4或5次深呼吸。
   • 做全身放松。
   • 散步或跑步。
   • 玩"描绘我的感受"的游戏（第56页）。
   • 去你的感觉安全空间（第25页）。
   • 读书、画画、听音乐。
   • 使用感觉工具，如冷静感觉箱（第30页）或感觉策略卡片（第52页）。
   • 寻求帮助。

4. 让孩子根据需要装饰轮盘。

5. 描述不同的情况，请孩子闭上眼睛转动轮盘。无论停在哪里，询问他们是否能在那一刻使用选中的特定的应对策略。例如，当感到沮丧时，散步或跑步可能会帮到孩子，但他们可以确定这一策略在学校可能不好用，因此他们可能需要再一次转动轮盘找到另一个合适的策略。

6. 这可以添加到孩子的"冷静感觉箱"（第30页）游戏，或在出现强烈情绪感受时使用。

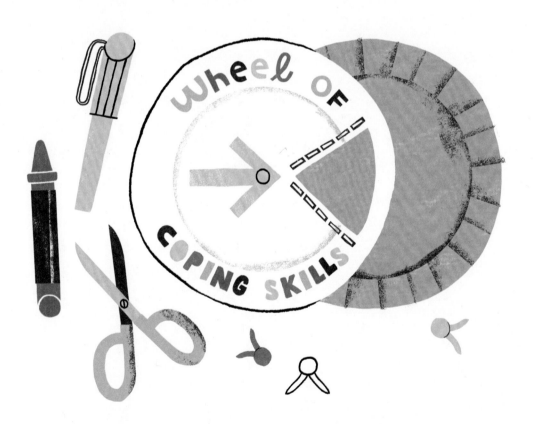

全身放松

这是一个可以逐步指导的很棒的全身放松练习，让孩子先收紧然后放松所有的肌肉来实现放松，提高对身体反应的意识。

年龄：3岁+
准备时间：5分钟
活动时间：10分钟

材料：

瑜伽垫或毯子

步骤

1. 让孩子躺在瑜伽垫或毯子上。

2. 指导孩子让他们的手臂两侧放松，舒展开来，闭上眼睛。

3. 指导他们使劲儿绷紧脚上的肌肉，并卷曲脚趾。让他们保持5秒，但要有规律地呼吸。5秒钟后，他们可以放松脚和脚趾。

4. 然后让他们把注意力顺着身体往上移，做同样的事情：先绷紧然后再放松腿、腹部、手臂和手上的肌肉，每个动作从1数到5。让他们继续，把肩膀抬到耳朵，然后抬到脸上，收紧下巴，揉搓脸。

5. 一旦一切都放松了，让他们想象自己像羽毛一样躺在垫子上。

6. 根据需要重复以上步骤。

降低难度：使用引导性语言来让孩子使劲绷紧身体的不同部位，比如告诉他们收紧腹部"像岩石一样硬"，让他们的手捏成拳头，"就像你在捏一个气球一样"。

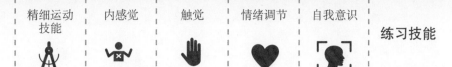
自制压力球

让孩子自己制作压力球！手里握着东西，这样他们在多种情境下都可以使用这个有用的工具，它甚至可以在他们不得不长时间安坐的时候缓解坐立不安的感觉。

年龄：3岁+

准备时间：5分钟

活动时间：15分钟

材料：

1种或多种颜色的面团（请参见第166页"制作自己专属的面团"）

派对气球

永久性马克笔（可选）

步骤

1. 让孩子用手将面团搓成长蛇形或几条小蛇形状。

2. 将气球的开口尽可能拉宽，这样孩子就可以将蛇形面团塞进去。

3. 让孩子按压气球以排出空气。最后打个结。

4. 如果需要，给压力球画一个笑脸。

5. 让孩子探索揉捏、挤压压力球的感觉。随时备用。

降低难度：如果孩子注意力不够集中或有精细运动方面的问题，就替他们制作压力球，并在需要时将其作为调节工具放在孩子手边。

增加难度：与孩子谈谈挤压压力球给他们带来的感觉，并讨论他们可以使用压力球的时机。

纸板冒险者

拿出一些旧纸板箱、包装和其他工艺材料，开始建造房屋、堡垒等。当然，这不仅很有趣，而且还有助于培养高级抽象思维。这项活动的重点是培养创造力，但也包括关于构建和帮助更高层次社交情感技能的建议。

年龄：3岁+

准备时间：20分钟

活动时间：30分钟

材料：

2或3个大型纸板盒

4或5个中小型纸板盒

胶带

马克笔或蜡笔

丝带、贴纸和/或其他工艺材料

纸盘

雪糕棍

纸巾卷或卫生纸卷

步骤

1. 为孩子提供材料，并邀请他们建造他们自己选择的东西：房子、堡垒、汽车、海盗船、恐龙湾等等！

2. 根据孩子的需要提供恰当的帮助，让他们用胶带把纸板盒连起来。让孩子亲自设计和装饰。

3. 提供一些假想游戏的主意，帮助孩子建立抽象和具象思维。

   • 建议采用假想的方式，例如用纸盘来代表方向盘，用粘接的雪糕棍作为帆的桅杆，或者用两个相连的卫生纸卷充当双筒望远镜。

   • 探索假想的意象，询问孩子在海洋中或通过双筒望远镜看到了什么。

   • 讨论他们的计划，例如他们要去哪里，他们可能在那里做什么，他们可能会看到谁，他们为什么要去，以及他们计划如何去那里。

茶话会

一个简单的茶话会可以帮助孩子创造和扩展新的游戏思路，并在游戏中变得更加独立。或者让孩子主导，你在旁边提供支持性建议，以建立新的思路和延展情感主题。

年龄：4岁+
准备时间：10分钟
活动时间：20分钟

材料：

茶具或塑料杯、盘子和餐具

桌子或垫子

步骤

1. 轮流担任茶话会主持人，让孩子有机会建立和提供游戏的设想。

2. 孩子主导时，要表现出耐心。确定孩子下一步的游戏步骤可能涉及哪些内容。如果他们进展顺利，就跟着他们的节奏进行。如果他们似乎被卡住了，那么建设性的提问可以鼓励孩子尝试提出他们自己的想法并发展一个游戏主题。你可以说："我的茶是凉的，我想知道接下来我们要做什么呢？"

3. 试着进一步拓展游戏，提出诸如"我应该什么时候检查水烧开了没有？"或"茶是怎么做的？"之类的问题。

4. 用不同的食物为故事添加新的灵感，或者改变故事情节，培养灵活的思维，比如说，"我肚子饱了。我不能再喝茶了！"然后指导下一步可以做什么："你认为我们应该收拾整理一下吗？好主意！"

5. 与孩子一起发挥创造力，介绍并参与各种不同的情绪，然后在游戏中表演这些情绪。例如，你可以说："哦，天哪，你的朋友没来参加你的茶话会！你觉得怎么样？"或者"我们刚刚把茶洒了！现在怎么办？"

向哪边转弯?

戴上眼罩会让孩子迷失方向，但你会在孩子通过一个小而安全的障碍路线时指引方向。然后切换，让孩子为你导航，培养他们的指令跟随、注意力和团队合作技能。

年龄： 4岁+

准备时间： 15分钟

活动时间： 20分钟

材料：

5或6个圆锥体

3或4个呼啦圈或绳子做成圆形

家居用品：4把椅子、长凳或脚凳、2个泡沫棒或一些可以跳过去的东西

胶带

隧道或纸板箱，大到足以让孩子穿过

可以蒙住眼睛的眼罩或手帕等

步骤

1. 根据孩子的能力设置障碍物课程。可以参考以下这些想法：
   - 将圆锥体平铺成一条直线。
   - 交错地将呼啦圈平放在地面上，或者用其他家用物品和胶带将其直立摆放。
   - 将两把椅子放在均匀的距离处，两把椅子之间的泡沫棒离地不超过15厘米，或者设置其他可以跳过去的东西。
   - 把凳子或长凳放在这个区域的中间。
   - 在地面上放置一个隧道，或者打开一个大的纸箱顶部和底部，做一个临时的隧道。
   - 给孩子蒙上眼睛，说："你将要完成一个穿越障碍物课程。我将描述你需要做的步骤，通过说话来为你导航。你需要我帮助时就告诉我。"

2. 根据孩子的年龄和能力调整方向，例如转向（向左或向右，或转向一个方向或另一个方向），向前或向后走，转身，在物体下爬行，在物体上抬起脚，或在物体周围移动。

3. 孩子完成课程后，切换角色并戴上眼罩。让孩子用语言描述方向为你导航。

4. 共同回顾游戏过程中的体验。
   - 询问孩子描述方向和被蒙住眼睛的感觉。
   - 这门障碍物课程如何让孩子信任他人？
   - 什么容易描述，什么难以描述？

降低难度：让孩子在完成之前先看一遍障碍物的摆设行程。

增加难度：对于5岁或5岁以上的孩子，询问该活动的重要性。他们是否学习了一些可能对其他日常生活有帮助的策略？

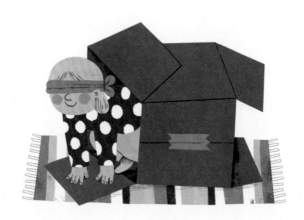

玩偶表演

利用玩偶来做角色扮演，让孩子体验那些他可能会感到沮丧、伤心或恐惧的情境，比如分享玩具，适应日程的变动或去拥挤的商场。可以用牛皮纸袋子制作玩偶，从而融入精细的动作训练的部分，还可以在玩偶的面部画上不同的表情表达不同的情感。

年龄：4岁+
准备时间：30分钟
活动时间：30分钟

材料：

6个或更多的牛皮纸袋

马克笔或蜡笔

打印的人脸照片（可选）

胶水（可选）

大眼睛贴片（可选）

步骤

1. 确定5或6种情绪，如高兴、悲伤、伤心、沮丧、愤怒、恐惧和担忧。

2. 让孩子在袋子底部画上脸（此时，可以使用大眼睛贴纸等），这样当你把手从袋子开口处伸进去时，袋子底部的皱褶刚好就像是嘴巴的位置（你也可以为孩子提供打印的图片，以便复制或贴到不同的玩偶脸上）。

3. 用玩偶呈现某一个表情，让孩子列举3种可能体验这种情绪的情境。

4. 用玩偶表演呈现这些情境。例如：
   - 表演一个玩偶从另一个玩偶手中抢走了一个假想的玩具。让孩子拿着受挫的玩偶来谈论他们此刻的感受和任何其他出现的情绪。

- 使用伤心表情的玩偶，表演的情境可以是
  当你准备参加喜爱的活动时，但在最后一
  分钟改变了计划。这个伤心的玩偶此刻的
  表现如何？玩偶的身体感觉如何？我们如
  何帮助伤心的玩偶克服这些巨大的感觉？

降低难度：使用玩偶或其他你家里已经有的玩
具。选择简单的情绪，并努力将这些情绪表现出
来，而不是将它们与特定的情况联系起来。

增加难度：让孩子主导，创造情境并处理相关的
情绪。

超级英雄

　　谁是你的超级英雄？让孩子选择或制作他们自己的超级英雄和主题来进行富有想象力的游戏。孩子在引入各种概念和有逻辑地连接他们想法的同时，能够延续故事主题并坚持游戏理念多久呢？在公园或小房间里做这件事，开动你的想象力吧！

年龄：4岁+

准备时间：15分钟

活动时间：30分钟

材料：

游戏魔杖或能表现其他超级英雄动作的家用物品

积木、玩具屋或乐高积木（可选）

斗篷和其他超级英雄服装（可选）

步骤

1. 和孩子一起讨论想成为什么样的超级英雄以及角色扮演的情景。

2. 让孩子收集他们想在游戏中使用的物品，并将它们带到他们将要进行冒险的场景中。

3. 让孩子摆放物品并提出想法。

4. 通过指导性问题帮助孩子。例如：

   • **评论他们的行为**："哦，哇！这一击足以击倒塔楼！"或"你正好从那个坏蛋身上飞过。"

   • **帮助构建剧本**："当他们推倒塔楼时，超级英雄有什么计划？"或"哇，你很强壮。你为什么用那根魔杖击退坏人？它有什么力量？"

   • **扩展并思考想法**："我很困惑。你的超级英雄是怎么在我们刚到坏人的家时就找到了他们的？"

5. 目标是让孩子将他们所有的想法编织在一起，也许从超级英雄的家开始，然后坐上超级英雄的车，开车去找到坏人，打败坏人。不要代替孩子，让孩子自己介绍主题，使用具有建设性的评论和问题来扩展游戏，并在他们的想法之间建立联系，以帮助他们创造故事情节。

降低难度：只需专注于在特定场景中构建假装游戏的想法，比如如何打败坏人。

增加难度：让孩子以各种各样的主题尽可能深入，并与朋友一起协商想法，创造复杂的游戏场景。

感觉场景

正念在很多领域能以许多有益的方式为儿童和成人所用。当感受到强烈的情绪时，孩子可以采用正念活动想象一个最喜欢的场景或心理画面，专注于他们的感觉和相关的感觉，并使他们的身心平静下来。

年龄：4岁+

准备时间：5分钟

活动时间：15分钟

材料：

舒缓的音乐（可选）

步骤

1. 坐在一个安静的地方。让孩子选择一个他们觉得享受和放松的地方或场景。按需给孩子提供建议。

2. 假设孩子正在想象海滩。让孩子描述他们看到的两件事，如日落的颜色或波浪的形状。

3. 让孩子描述他们听到的两种声音，如海浪拍击声或沙滩上的草在风中沙沙作响。

4. 让孩子描述他们触碰到的两个东西，如脚趾间的沙子或光滑的贝壳。

5. 让孩子描述他们闻到的两种味道，如海水的咸味或防晒霜的味道。

6. 让孩子描述他们尝到的两种味道，如盐水的味道或他们最喜欢的海滩小吃。

7. 让孩子描述他们是如何活动的，比如被海浪推着走或在沙滩上做侧手翻。

8. 让孩子描述他们的身体姿势，比如被沙子埋到脖子，或者在厚重的沙滩毛巾下休息。

9. 让孩子描述两种或两种以上的身体反应，比如享受冰冷的海水或看到海浪时感到高兴。

10. 如果可能，用引导性问题引导孩子，或者让他们回顾一遍所有他们想象出来的意象，帮助他们在经历强烈情绪时或之后舒缓身体。

降低难度：播放舒缓的音乐，只想象部分感觉感受。根据需要提供支持和选择。

增加难度：在完成活动后，让孩子分解刚才的活动并讨论成功和失败的部分。

杯子/大脑溢出

在这项活动中，孩子将用一个杯子来代表他们的大脑，并用各种表示纠结、担忧或其他挑战性情绪的物品将杯子填满。什么时候会溢出来呢？这个"溢出来"就说明是当孩子不能自控，可能会崩溃的时候。利用这项活动了解孩子的担忧是什么，同时讨论如何构建情境，以及哪些策略可以帮助孩子从杯子中取出物品，防止杯子里的东西溢出来。

年龄：5岁+

准备时间：15分钟

活动时间：15分钟

材料：

3或4个不同大小的杯子，从小酒杯到大容器

勺子或大汤勺

小物件，如大弹珠、绒球、小人偶、小石头等

步骤

1. 让孩子识别每个物品，并且清楚该物品所代表的情况。例如，孩子可能会选择弹珠来代表家庭作业，选择绒球来代表很大的声音。使用尽可能多的物品覆盖各种可能的情况。

2. 在他们用勺子把各种代表情绪的物品放入杯中时，和孩子聊聊每个担忧、纠结或挑战。

3. 需要多少物品才能装满杯子？向孩子解释杯子代表他们的大脑，他们的大脑只能容纳这么多，当太多的担忧进入他们的大脑时，很容易失控，它们就会溢出。解释这可能会导致人的崩溃。

4. 使用不同大小的杯子进行尝试，看看需要多少"担忧"会使其溢出。

5. 与孩子讨论可能出现的情况，比如相同的担忧可能导致不同类型的反应的情况。一个很好的例子是，孩子在学校可能有一个大杯来装他们所有的大烦恼，但是当他们回家时，一只放错地方的鞋子可能会让杯子溢出来。

6. 将这一问题与本书中讨论的不同感觉和社会
情感策略联系起来［安全空间（第25页）、
咀嚼和放松（第26页）、冷静感觉箱（第30
页）、呼吸球（第35页）、视觉和声音罐
（第39页）、感觉策略卡片（第52页）］或
其他你认为有用的策略。使用这些策略，孩
子能从杯子里拿出多少烦恼？是否需要添加
新的策略来帮助消除更多的担忧？

降低难度：在每一个物品上贴上便签，帮助孩子
记住它代表的是什么担忧或其他挑战。

增加难度：谈论可能会使他们的隐喻杯子在一天
内变小的情况，例如疲劳、生病、日常生活中的
变化等等。与孩子一起识别在"描绘我的感受"
（第56页）和"情感绘画"（第106页）活动中讨
论的身体变化迹象。这将提高他们的自我意识，
让他们转向有用的调节策略，或者采取必要的休
息来防止大脑溢出。

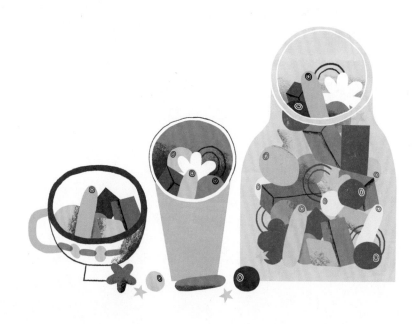

你的感受如何？

　　这项活动提供了各种情境，让孩子探索自己的情绪，以及朋友或其他人可能持有的不同观点。扮演不同的角色。您孩子的反应会如何影响其他孩子？

年龄：5岁+

准备时间：10分钟

活动时间：30分钟

材料：

喜爱的玩具角色或玩偶

虚构的角色（可选）

步骤

1. 让孩子通过玩耍玩具角色或玩偶，开始一个最喜欢的游戏情境。

2. 在游戏过程中，引入激发情绪的动作，例如从他们的角色中拿走玩具，或让一个角色对另一个角色不友好。

3. 通过游戏，讨论孩子的感受以及角色或其他人的感受。问题或评论可能包括：

   - **指出反应**："看，小狗是多么的伤心！它的头在垂下来！"

   - **问为什么**："你为什么会认为小狗很伤心？哦，因为猫头鹰叼走了它的骨头？"

   - **让孩子考虑其他的角度**："猫头鹰看起来和小狗一样。你认为猫头鹰感觉如何？猫头鹰为什么会有这种感觉？"

4. 提供游戏示范，在动作发生后，让孩子尽量
   进入角色，而不是描述他们看到的东西。
   - 询问孩子，当玩具被拿走或没有轮到他们
     时，他们作为这个角色的感觉如何？
   - 谈论为什么角色会采取某种行动，特别是
     如果与孩子的想法不同。讨论所有人都有
     不同的兴趣和想法，以及我们兼顾大家的
     观点才能一起合作。

降低难度：让孩子在特定的情境中识别另一个角
色的情绪。

增加难度：一起探索各种不同的、更复杂的或微
妙的情绪。

大事还是小事

根据情境和影响，事情可大可小。通过本活动，教孩子如何探究他们的反应，看看他们的反应是否与情境相符。

年龄：5岁+

准备时间：5分钟

活动时间：20分钟

材料：

一张纸

蜡笔或马克笔

步骤

1. 请孩子画一条线，并在1到10之间添加数字刻度。

2. 将数字1标记为小事，将数字5标记为中等的事，将数字10标记为大事。如果孩子愿意，他们可以为数字画出相关的表情/情绪。

3. 与孩子谈谈是什么是大事，什么是小事。例如：

   • **轻微的麻烦**，只会导致计划中的小变化，具有短期影响。

   • **大事**：具有长期影响，难以迅速克服并做出大的改变，可能会导致强烈的情绪反应。

4. 讨论可能属于每一类的情况。例如：

   • **小事**：坏天气意味着没有户外活动。

   • **中事**：兄弟姐妹不友善。

   • **大事**：你受了重伤，或者家人生病。

5. 使用刚才做的数字刻度对不同情况进行评分，而不仅仅是小、中或大。我们的目标是帮助孩子建立应对各种情况的敏感性和观点。

降低难度：为孩子提供支持和示例，将情况分类为小事或大事。

增加难度：让孩子思考他们如何应对某些情况。他们能将自己的反应分为小反应、中反应或大反应，或找到与之匹配的刻度上的数字吗？他们的"回复"号码与数字刻度上的号码匹配吗？如果没有，讨论他们可以用来做出更恰当反应的策略。

灵活的思维

帮助孩子学会应对日常生活中的小变化。这里以桌游为例，但你可以通过多种方式练习这些技能，比如调整生活常规。

年龄：5岁+
准备时间：15分钟
活动时间：20分钟

材料：

多种桌游（五子棋、飞行棋等）

步骤

1. 设置游戏并遵守规则，第一轮，就像家人通常玩的方式一样。

2. 在第二轮，更改规则。例如，对于五子棋，您可能会说要赢得这轮比赛，某人必须连续获得六个棋子，而不是五个棋子。从较小的变化开始，朝着更大的变化努力。

3. 为一些强烈的情绪反应提供支持。讨论该活动给孩子带来的感受。他们需要做些什么来使自己的身体平静下来，比如深呼吸或陈述问题？根据需要做出妥协。

4. 与孩子讨论为什么规则会改变，以便他们能够学会解决问题并尝试新的做事方式。

降低难度：如果你改变了想法，而孩子很难保持正常，不要强迫孩子。讨论一下这些感受。

增加难度：在日常生活或游戏中尝试这个策略。如果孩子在饭后洗澡，那就鼓励他们在饭前洗澡。

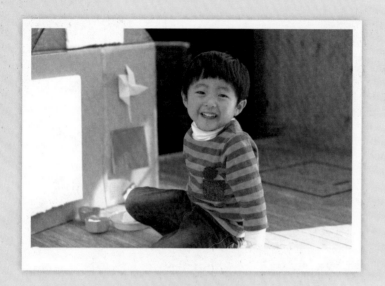

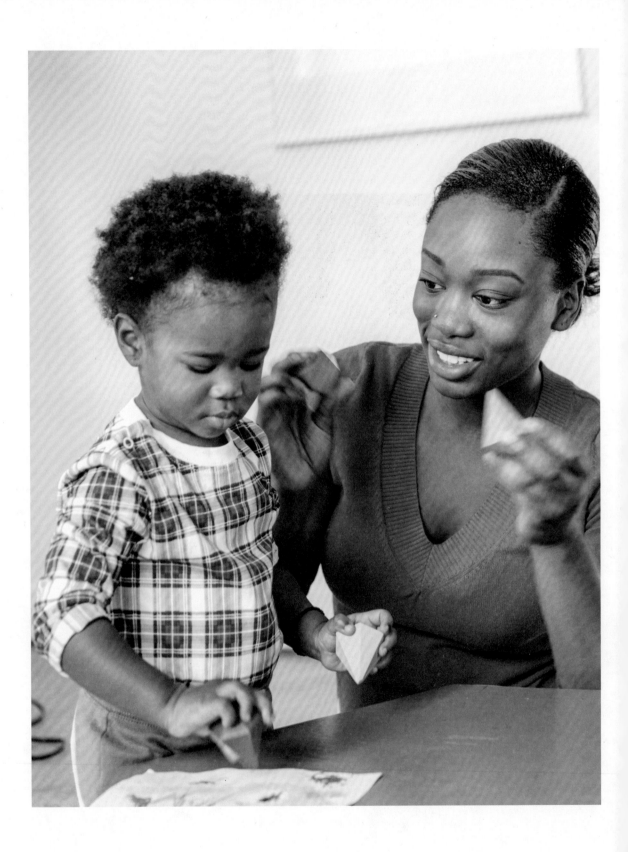

第五章

认知和视觉处理技能

认知和视觉处理技能在儿童发育中发挥着巨大的作用——它们可以为阅读、写作、运动技能、游戏技能、批判性思维技能等打下基础。视觉处理的例子包括手眼协调、视觉辨别（识别形状、大小和颜色等细节的能力）、视觉记忆（回忆我们所见过的东西的能力）和视觉空间技能（理解事物之间的关系的能力）。认知技能的例子包括模仿行动、短期和长期记忆、集中和转移注意力、安全意识和执行功能（启动、计划、排序和组织想法）。本章的活动将帮助孩子学习和使用策略，把这些重要的技能作为游戏和其他日常活动的一部分付诸行动。

魔镜魔镜

　　"魔镜魔镜"是一个很好的游戏——可以让孩子建立人际关系并加强模仿技能。这也有助于培养视觉记忆能力和协调能力。开始时你来引导——当孩子准备好了，让他们来自我引导。

年龄：1岁+

准备时间：5分钟

活动时间：10分钟

材料：

绘制要模仿的姿势图片（可选）

步骤

1. 做一些基本的动作，如微笑、挥手、鼓掌或伸出舌头，并让孩子模仿每一个动作。

2. 如果孩子超过2岁，可以尝试略有挑战性的动作，如跑，跳，或做鬼脸。

3. 如果孩子超过3岁，尝试更有挑战性的动作，如瑜伽姿势，单脚平衡，或不同的动物行走。

降低难度：提供图片和语言指导来分解孩子模仿的步骤。

增加难度：对2岁以上的孩子，介绍一个动作，让他们等30秒再重复。再加一层难度的话，在看到动作和试图模仿动作之间，穿插一个不同的干扰活动。对于3岁以上的孩子，可以模仿一系列的两个或更多的动作。

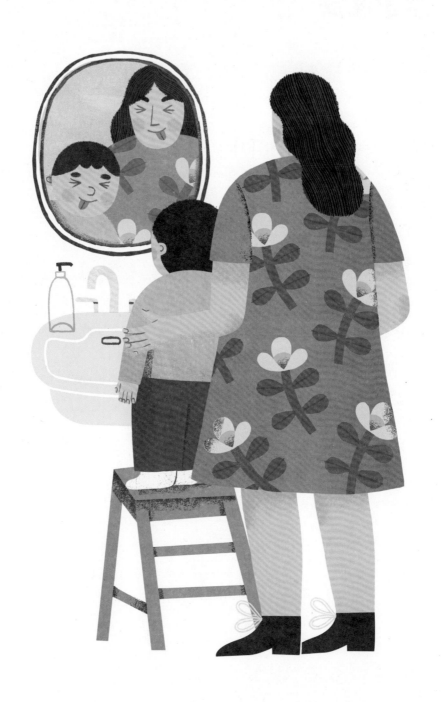

水声潺潺

　　这是一种让孩子在互动游戏中冷静下来的好方法，通过将动作描述为游戏的一部分来提高模仿和沟通技能。设置一个安全的充满水的区域来玩，比如浴缸、儿童泳池、水盆或水槽，并使用各种家用物品作为玩具。

年龄：1岁+
准备时间：5分钟
活动时间：15分钟

材料：

戏水玩具：玩具船、橡皮鸭等

量杯或其他可以量取容量的物品

用于倒水的物品：牛奶壶、水桶等

步骤

1. 将浴缸或其他区域注满温水至安全高度。如果有必要，应确保孩子的安全，不要让他们处于无人看管的状态。

2. 添加戏水玩具和其他游戏物品。

3. 让孩子开始探索游戏物品。如果需要，向他们展示如何与玩具互动。

4. 跟孩子说你在做什么，作为游戏的一部分；描述你的行为并进行比较："现在我在倒水。""溅起了很大的水花！这是一个小水花。"

5. 以示范推船或让鸭子飞等动作为基础，构建游戏技能，并以开放式问题为基础，如"鸭子飞去哪里了？"或"船要去哪里？"目标是让孩子发挥带头作用，创造他们自己的想法，并开始把想法串联起来，作为游戏的一部分。

6. 鼓励孩子回答你的问题，并对自己的行为做出解释。

那是什么声音?

　　使用在线视频中录制的声音，手机录制的声音，或者自己制作的声音，让孩子辨别出是什么声音。这个活动将帮助孩子学习注意声音，跟随简单的指令，并做出基本的运动动作。

年龄：1岁+

准备时间：5分钟

活动时间：10分钟

材料：

不同声音的录音，可能包括消防车的声音，狗的叫声，敲门声，罐子的砰砰声，雨的下落声——发挥创造力吧！

步骤

1. 播放一个声音。

2. 问孩子："那是什么声音?"使用兴奋上扬的语气语调，如果需要的话重复这个声音。

3. 一旦孩子识别出声音，示范发出这个声音的东西可能会做的动作，或者让孩子示范这个动作。

降低难度：让孩子对声音的位置做出反应。如果孩子刚开始说话，你要努力把孩子的注意力转移到声音上，然后在你问问题的时候把注意力转移到你自己身上。使用图片让孩子选择，或者让他们从2或3张图片中选择正确答案。

增加难度：让孩子发出声音，然后你猜是什么声音。

反弹、推动、碰撞

　　孩子是不是经常忙个不停却很难集中注意力?或者反过来说,孩子是不是精力不足,很难唤醒他们的身体去玩耍?尝试用这个活动给孩子的身体提供高负荷的任务和深压。参与这样的活动,包括增加输入、压力和推/拉动作,可以帮助舒缓或唤醒身体,以便开展游戏或其他活动。

年龄: 1岁+,取决于孩子的运动技能和任务的安全性

准备时间: 5分钟

活动时间: 5分钟或更多,根据需要决定"准备"和过渡到其他活动的时间

材料:

说明:这些只是建议。根据您孩子的身高和需要使用。

运动球

装满物品的洗衣篮

滑板车

大枕头或防撞垫(参见第27页来自己做)

步骤

1. 观察孩子正在做的事情,比如刷牙,注意是否有什么事情影响了他们参与日常任务的能力。

2. 尽可能提供以下项目/活动来帮助他们舒缓和调动身体。

   • 坐下来,在健身球上弹跳有助于唤醒,或者推健身球对肌肉进行高负荷的锻炼,有助于舒缓身体。

   • 在家里推/拉洗衣篮以帮助舒缓身体。

   • 躺在滑板车上,用手臂拉紧自己,增加肩膀和手臂肌肉负荷。

   • 跳上大枕头或防撞垫来获得全身的感受输入,或者用有弹性或蓬松的毯子包裹孩子。

3. 让孩子尝试第2步中的一个活动，再让他们完成自我照顾或其他对他们有困难的任务，如刷牙。

增加或降低难度：当孩子越来越意识到他们的需求时，给他们提供选择，或者让他们独立选择帮助他们舒缓和调动身体的活动。更多基于不同感觉系统的活动，请参见第2章（从第21页开始）。

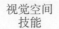

配对塔

　　戴上安全帽，准备创建仿真的积木建筑吧！这项活动对视觉记忆、空间技能、精细运动操纵和设计技能都有作用。

年龄：2岁+

准备时间：5分钟

活动时间：15分钟

材料：

3种不同颜色和尺寸的积木（木制积木、乐高积木等）

步骤

1. 用3种不同颜色或大小的积木设计一个三件套塔。

2. 把塔给孩子看，让他们建同样的塔。

3. 现在设计一个三件套的塔，从底部的一块彩色或大件积木开始，而顶部是一件不同颜色或小件的积木，中间结构则是另一件不同颜色或大小的组件。让孩子创建同样的结构。

4. 如果有任何组件放错了位置，使用引导性问题帮助孩子自我识别错误：

   • "所有组件都在正确的位置吗？"

   • "我们的建筑看起来一样吗？"

   如果孩子没有发现错误，那就问一些更直接的问题：

   • "看起来你的红色方块在底部。它和我的红色方块在同一个地方吗？"

   • "我把我的小积木放在大积木旁边。你把你的小积木放在哪里了？"

降低难度：让孩子一次复制一个积木的摆放。

增加难度：增加不同形状、颜色和不同位置的积木数量，或者使用更小的积木。把你的塔建好后拆掉，让孩子凭记忆建造他们的复制品。让孩子在工作时采用不同的姿势，如趴着或跪着。

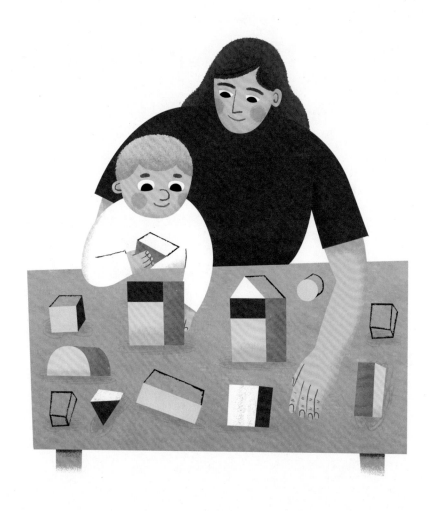

成功的计划

　　分步骤创建一个视觉时间表，分解孩子的自我照顾任务，如刷牙、洗脸或上厕所——或者创建一个可视化的清单，列出所有早晨孩子需要完成的事。视觉时间表让孩子更容易记住一项任务的步骤，可以减少不断提醒的需要。

年龄：2岁+

准备时间：30分钟

活动时间：根据需要可以一直采用

材料：

纸

用马克笔或蜡笔画画，或用电脑打印出相关图像

塑封机和干擦马克笔（选购）

步骤

1. 确定任务列表。例如，你的刷牙清单可能是这样的：

   ☐ 拧开水槽的水龙头。

   ☐ 冲洗牙刷。

   ☐ 把水关掉。

   ☐ 打开牙膏。

   ☐ 在牙刷上挤一点牙膏。

   ☐ 刷下面的牙1分钟。

   ☐ 刷上面的牙1分钟。

   ☐ 把牙膏吐出来。

   ☐ 打开水龙头，冲洗牙刷。

   ☐ 把水关掉。

   ☐ 把牙刷和牙膏放好。

2. 绘制显示任务的图片。

3. 将纸塑封（如果需要）。

4. 在完成任务前、中、后，和孩子一起回顾这个清单，以帮助他们学习技能（并根据需要修改步骤）。如果纸是塑封的，还可以用马克笔依次划掉完成的步骤。

降低难度：只专注于一两个简单的任务。

增加难度：如果孩子能够完成这些日常活动，就创建一个所有任务的清单，在早上，晚上，或在任何其他日常活动中完成。

找玩具

把孩子最喜欢的玩具藏起来，然后把它作为游戏的一部分来寻找。这项活动可以创造性地培养孩子的视觉搜索能力、短时视觉记忆、计划和解决问题的能力。

年龄：2岁+

准备时间：1～2分钟

活动时间：15分钟

材料：

孩子最喜欢的玩具

步骤

1. 让孩子闭上眼睛，数到20，或者等着你告诉他们可以睁开眼睛了。当他们闭上眼睛的时候，把玩具藏在一个能提供适当挑战的地方。

2. 提供位置的语言线索：近或远，向上或向下看，提示旁边或下面的物品名称，等等。

3. 轮流让孩子把玩具藏起来，并向你提供口头指示。

降低难度：把玩具藏在空旷的地方，或者把玩具放在不同颜色的物体上。

增加难度：将玩具与同样大小的物体放在一起，或部分隐藏，或放置在需要先解决一个阻碍的位置，如小凳子下。

想象一下

内心预演是指在脑海中想象画面，然后计划行动。它可以帮助孩子学习生活常规或特定的活动。下面以穿衣服为例，但是你可以换成任何任务。

年龄：3岁+，取决于孩子的沟通能力

准备时间：2分钟

活动时间：根据需要完成

材料：

根据任务所涉及行动的图片（可选）

步骤

问孩子一些指导性的问题来帮助他们"看到"和在心里练习这个活动。例如：

- "是时候为寒冷的下雪天做准备了。我想知道我们需要买什么衣服！"
- "你现在在自己的房间里。你环顾四周，看到了你的木制把手的棕色大梳妆台。你打开最上面的抽屉——里面是什么？"
- "是的！现在你在冰冷的脚上穿上你的长羊毛袜子。接下来呢？"
- "你转过身去，打开你的衣柜。你看到了什么衣服？你伸手去拿你温暖的红色羊毛裤子，你把脚伸进去，然后把裤子拉起来。"
- "接下来，你伸手从衣架上拉下你最暖和的毛衣。它是什么颜色的？当你把它拉过头顶是什么感觉？"

降低难度：使用图片来帮助在孩子的头脑中创造一个内心图像。

增加难度：让孩子选择一项任务，然后根据你的要求或简要或详细地向你描述。

DIY障碍物课程

挑战认知、视觉处理和大肌肉运动技能，激发创造力，让孩子根据你给他们的书面或口头指导语创造他们自己的障碍物训练！

年龄：3岁+

准备时间：15~20分钟

活动时间：15~20分钟

材料：

纸（可选）

钢笔或铅笔（可选）

孩子可以跳过、钻过和接住的家居用品（跳绳、沙包等）

步骤

1. 写出设置障碍训练场的说明。你也可以使用口头指示。例如："找一些可以跳过的东西。找点可以钻过去的东西。找点可以抓起来的东西。"或者，画一幅跳绳的图画（跳过去），一把扫帚放在两把椅子上的图画（从下面钻过去），还有一个沙包（去接住）。

2. 让孩子弄清楚如何设置这些项目来创建障碍课程。

3. 让孩子完成4或5次障碍训练，并为他们加油！

降低难度： 提供语言线索或指示来识别和设置物体，或一步一步地完成课程。

增加难度： 在一个较小的空间里进行活动，在那里孩子必须观察他们的周围环境，依靠他们的周围视野来导航——但要始终考虑安全问题。让孩子在家里独立地寻找物品来建造障碍训练场。

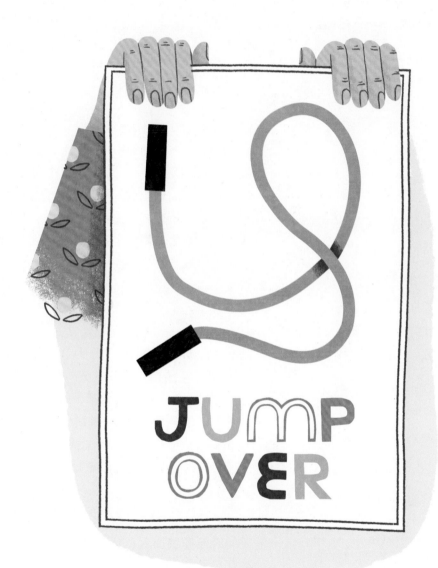

寻找宝藏

拿出你的海盗服装！在这里，你将参与一场令人兴奋的寻宝游戏。孩子将会玩得很开心，他们甚至不会意识到他们正在磨练技能，如方向跟随、视觉搜索、建立逻辑联系和创造性思维。

年龄：3岁+

准备时间：15～30分钟

活动时间：15～30分钟

材料：

索引卡

铅笔或钢笔

选择一个物品作为珍宝，或惊喜

游戏地图和海盗服装（可选）

步骤

1. 在孩子不注意的时候把线索写下来并藏起来。自由设计，或者使用以下流程：

   • **线索1（给孩子）**：看，该吃午饭了！哪里可以找到面包吃呢？（把线索2藏在储藏室里的面包旁边）

   • **线索2**：哇哦，看看这双脚！哪里可以让它们干净整洁?（把线索3藏在浴缸里）

   • **线索3**：呜-呜，那是什么声音?四个又圆又漂亮的小轮子。（把线索4藏在一堆玩具汽车里）

   • **线索4**：如果你刷牙两分钟，你的牙齿就会变干净漂亮！（把线索5藏在牙刷附近）

   • **线索5**：单脚跳、蹦蹦跳跳、跳舞、跳绳——万一擦伤或碰伤可能需要的东西。（用绷带或急救箱把宝藏藏起来）

2. 让孩子去寻找线索。大声读给小孩子听，但要鼓励他们独立思考，找到下一条线索。在需要的时候提供提示，从宽泛的建议开始，如果有必要的话可以更具体。

降低难度：去不同的房间，让孩子根据分类找到物品，比如圆形的、蓝色的或者小的东西。根据需要进行修改，并使用最喜欢的主题发挥创意（如寻找恐龙化石、公主冒险等）。

增加难度：让孩子和兄弟姐妹或朋友一起玩儿。增加线索的数量，或者让孩子设置线索，让你去寻宝！

词语障碍物课程

在这个活动中，孩子会首先为你设置障碍物，只用语言为你描述指导语，而不演示！这是一项很好的锻炼孩子身体意识、组织思维、排序和沟通想法的活动。

年龄：3岁+

准备时间：15分钟

活动时间：30分钟

材料：

适合爬行、攀爬、踩踏、平衡等的家庭物品

隧道、平衡板或踏板（可选）

步骤

1. 让孩子确定他们想要使用哪些物品。如果需要的话，让他们在你提供指导语的同时为你设置障碍物。

2. 让孩子告诉你如何完成障碍物训练，只用语言。例如："首先，爬过隧道。然后，用双脚跳过棍子。"

3. 一旦你完成了课程，让孩子改变顺序和/或项目，并给你一套新的指导语。

降低难度：如果孩子很难用语言来描述，那就让他们为你示范该怎么做。

增加难度：让朋友或兄弟姐妹加入，一起想出点子，或者为彼此设计障碍物路线。

蛛网迷宫

这一活动使用视觉扫描技能和规划身体运动，帮助孩子在地面上的一个大型"蜘蛛网"迷宫中导航。别被网困住了哦!

年龄：3岁+

准备时间：20分钟

活动时间：10～15分钟

材料：

粉笔（如果在户外）

彩色或单色的遮蔽胶带或美工胶带

步骤

1. 使用粉笔或胶带，在一个大的开放的地面，如厨房的地板或道路上建立一个迷宫，有明确的起点和终点。从改变方向的简单路径开始，或者尝试从绘本中复制一个更复杂的图像。

2. 让孩子从头开始，一直走到最后，不要穿越界线（"会被蜘蛛网缠住"）。

降低难度：通过遵循一个基础的路径让活动简单些。

增加难度：增加运动和视觉挑战。邀请孩子一边推一个物品（如一个球）一边走迷宫。邀请孩子制作他们自己的蛛网迷宫，并指导你通过它。

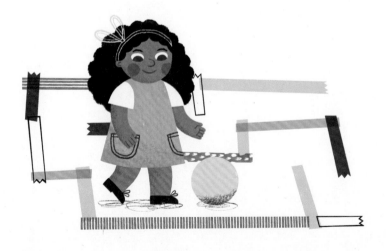

能堆多高？

把物品堆得尽可能高！指导孩子在各个方向上构建，让他们学习视觉规划、组织和排序的想法。

年龄：3岁+

准备时间：2分钟

活动时间：15分钟

材料：

木块积木，连接积木，平板积木，或其他可堆叠的物品

步骤

给孩子基本的口头指导，让他们在没有视觉辅助的情况下在一个平面上建造东西。例如，可以说：

- "用积木建一座你能建得最高的塔。"
- "看看能堆多高而不倒。"
- "你可以向上、向下、向侧面、向前和向后搭建。"
- "慢慢来。在桌子上放尽可能多的积木。"

降低难度：让孩子建一座垂直的塔。限制使用的积木的数量。

增加难度：让孩子口头描述如何建造塔，而不用亲自动手。问一些指导性的问题来帮助孩子确定他们的想法是否可行。

我想要一份三明治

让孩子练习遵循指示，并通过使用游戏食物来下单来训练记忆技能。这里的例子使用了三明治，但你可以随意使用任何你喜欢的食物。

年龄：3岁+

准备时间：5分钟

活动时间：20分钟

材料：

模拟游戏食物，比如三明治堆叠玩具套件或者披萨玩具

模拟游戏炊具（可选）

菜单（可选）

道具服装（可选）

步骤

1. 在房间的另一边摆放游戏食物，远离"用餐"区域。

2. 在用餐区坐下来，从孩子那里点餐。从一个或两个请求开始，随着孩子的成功完成而增加数量。

   • "我可以要一个带面包和火鸡的三明治吗？"

   • "我想要一份夹火鸡和泡菜的三明治。"（孩子必须记住三明治里有面包）

   • "我真的饿了！来一个有火鸡、奶酪、西红柿、生菜和泡菜的三明治怎么样？"

3. 当孩子给你送来三明治时，回顾一下你的订单，对他们的作品进行反馈。感谢他们的良好服务！

降低难度：为了帮助记忆，提供三明治里所需食物的图片。

增加难度：在你下了订单后改变主意，要求用别的东西代替。

第五章　认知和视觉处理技能　　157

移动呼啦圈

　　谁不喜欢移动的目标呢?在这个游戏中,孩子将尝试将物体扔出去,并穿过移动的目标,以此来训练手眼协调、视觉追踪和计划技能。当孩子想要瞄准目标时,可以将呼啦圈、水桶,甚至是一个倒挂的交通锥作为移动的目标。

年龄:4岁+

准备时间:5分钟

活动时间:15分钟

材料:

目标物:呼啦圈、水桶等

可以扔的东西:球,沙包,毛绒玩具

平衡板或不平的表面(可选)

步骤

1. 站在孩子对面的一个大的安全区域,室内或室外均可。

2. 站稳后,慢慢地将呼啦圈左右或前后移动。

3. 当你告诉孩子扔到哪里时,鼓励他们("更高!""低点儿!""在我身后!")。或多或少移动呼啦圈来决定孩子投中的成功率。

4. 随着孩子的进步,慢慢扩大呼啦圈的移动范围。

5. 当你移动呼啦圈时,确保孩子跟随着你。

降低难度:口头说出你移动的方向,或者把呼啦圈向他们投掷的方向移动。

增加难度:用一个更小的球或更小的呼啦圈来提高手眼协调能力,或增加额外的运动挑战,例如让他们站在平衡板上或单腿站立投掷。

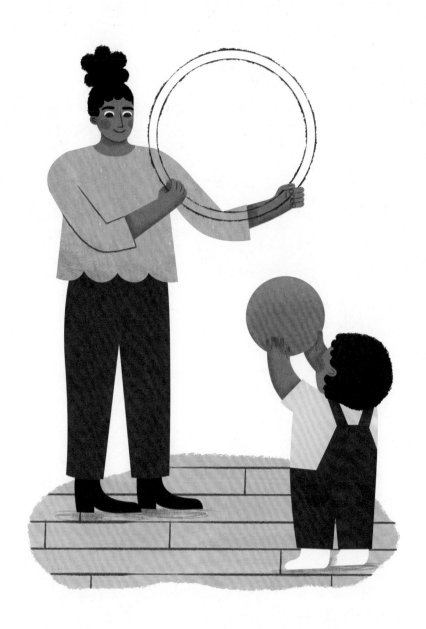

音乐垫

　　这个运动游戏非常有趣，它使用不同类别和颜色的垫子，可以练习记忆、视觉搜索、倾听和跟随指令。游戏中可以给孩子放一些背景音乐，让孩子练习在背景噪音中，学习如何过滤额外的输入信号。

年龄：4岁+

准备时间：20分钟

活动时间：15分钟

材料：

9张彩纸（3套3种不同颜色）

马克笔，或使用杂志或网上的图片

剪刀（如果自己打印或用杂志上的图片）

胶棒（如果自己打印或用杂志上的图片）

塑封机（可选）

小音量的背景音乐

步骤

1. 让孩子确定用哪3种颜色的纸来做9个垫子。假设他们选择了绿色、红色和黄色。

2. 让孩子想出3种动物、形状、玩具或其他物品。假设他们选择了三角形、圆形和正方形。

3. 在每一种颜色的纸上画一个三角形或粘上一个三角形的图片，这样一个绿色的垫子上有一个三角形，一个红色的垫子上有一个三角形，一个黄色垫子上有一个三角形。对另外两个形状重复这个过程。这些是你的运动垫。

4. 如果需要的话，可以把垫子塑封好。

5. 在地面上展开运动垫，打开音乐。

6. 先给孩子找一个颜色或种类让他走过去。例如，说"绿色"。孩子可以走到任何一个绿色的垫子前。然后说"圆形"，这时孩子可以走向任何一个有圆圈的垫子。

7. 通过把一种颜色和形状放在一起来增加挑战——例如，"绿色三角形"或"红色圆圈"——这样孩子就只有一个垫子可选了。

降低难度：关掉音乐。

增加难度：加快游戏速度，或者添加不同的姿势
动作在垫子之间移动，比如学熊走、学螃蟹走或
学蛇爬。

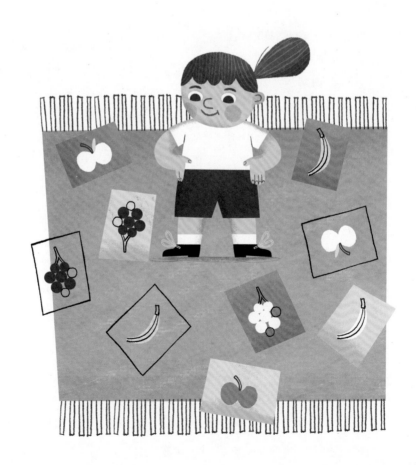

预备…停止或继续?

准备好…预备……等待指令!训练孩子等待和遵循指令的能力,协调他们的身体,确保安全,并迅速将他们的注意力转移到新的指令。孩子能否保持身体平衡,能否停下正在做的事情,或者能否在得到指令后开始一项新任务?

年龄:4岁+

准备时间:20分钟

活动时间:15分钟

材料:

障碍物课程[参见DIY障碍物课程(第150页)或词语障碍物课程(第154页)的想法],移动呼拉圈(第158页),或其他创造性的新活动

一张绿色的纸或绿色的马克笔

一张红色的纸或红色的马克笔

额外的纸和马克笔(可选)

步骤

1. 设计想要的活动(障碍物训练,移动呼啦圈等)。

2. 让孩子开始这个活动。当他们开始上述的活动时,告诉他们你将举起红纸或红色马克笔表示"停止",举起绿纸或绿色马克笔表示"继续"。红色表示他们应该停止做某事;绿色表示他们可以回去继续做这项活动。当你发出停止或继续的信号时,看看孩子花了多长时间做出反应,然后相应地使挑战变得更容易或更难。

3. 通过添加其他书面、视觉或口头指令来改变活动,如"进入下一个步骤""回到上一个步骤"或"添加一个新步骤"——如让孩子模拟不同的动物行走的方式。

降低难度:契合孩子动作的明确启动或结束的时机,使用"停止"和"继续"信息,然后慢慢地在他们动作的中间使用指令。

增加难度:在进行运动任务时,只使用口头指令来让孩子处理听觉过程。用不相关/有趣的词代替"停止"或"继续",帮助孩子建立倾听和安全意识的技能。

灯光，摄像机，开始

在您的指导下，让孩子创作他们自己的故事，游戏的逻辑联系和理解他人的观点。

年龄：5岁+
准备时间：10分钟
活动时间：30分钟

材料：

道具服

与所选主题相关的任何项目（可选）

步骤

1. 让孩子为一出戏选择一个主题，比如从城堡中拯救王子或拯救遭遇海难的人。

2. 孩子是导演，让他们分配角色，指导行动，描述角色的情绪，安排相关道具。

3. 成人扮演的角色是在需要的时候引导孩子完成这个过程。一些需要考虑的事情：

   • 孩子是否提前思考并计划好游戏各部分的顺序？

   • 这些想法是否在逻辑上相连，以便"局外人"能够遵循"情节"？

   • 孩子能回答问题帮助进一步描述剧情"故事"吗？

4. 给孩子足够的时间，通过不断尝试来完成这个过程，提供必要的支持来把他们的戏剧愿景变成现实！

降低难度：分解活动，只专注于戏剧游戏的一个组成部分。例如，与其将所有人都从沉船中救出来，不如把注意力集中在驾驶船只上。

增加难度：对于大一点的孩子，增加写作活动，鼓励他们创作剧本，或者用想象的道具创作剧本。

我有一个不同的想法！

这是一个让创造力与灵活思维相遇的游戏！当孩子创造复杂的假扮游戏场景时，也可以加入你的观点。你有什么不同的想法吗?孩子如何与有不同游戏想法的人合作?

年龄：5岁+

准备时间：10分钟

活动时间：30分钟

材料：

道具服

与所选主题相关的任何物品（可选）

步骤

1. 让孩子选择一个主题/话题，例如海盗、公主或丛林动物，并鼓励他们创造一个故事可以从逻辑上连接各个想法。

2. 当你加入游戏时，你可以引入一个完全不同或"古怪"的概念（无论是击退城堡入侵者，让动物说话，还是假装正在下墨西哥卷饼雨）。

3. 给孩子时间去思考和等待他回应。支持孩子任何的情绪反应，必要时谈谈自己的感受。

4. 鼓励孩子允许这种想法的"改变"或差异。谈谈原因和感受。例如，如果你问孩子为什么他们选择穿公主裙，它给他们的感觉如何，他们可能会说："我选择公主裙是因为它让我觉得漂亮。"问问他们为什么其他人会选择不同的服装。这让孩子感觉如何?

5. 如果意见有分歧，就进行调整，共同努力寻求解决方案或妥协方案。

降低难度：孩子们可能还没有准备好参加这个活动，那也没关系！讨论当时的感受，以及为什么这个活动很难，比如这样说："你看起来好像有点不高兴或沮丧，因为你想要当超级英雄的角色，但被我抢先了一步。"

增加难度：一旦可以和成年人玩儿这个活动了，就可以让兄弟姐妹或同伴也加入到合作/有组织的小组游戏中。

练习技能	注意力	记忆力	动作计划和解决问题	沟通能力	社交关系	情绪调节

面团厨师

拿出你的厨师围裙，让孩子按照指示，运用视觉搜索和辨别技能做一些面团，保持工作空间整洁有条理，并注意厨房安全。

年龄：5岁+，必要时辅助其阅读

准备时间：10～20分钟

活动时间：10分钟

材料：

打印的说明书或图片

干和湿的量杯

普通面粉（如需要，不含麸质）

大碗

盐

量勺

塔塔粉

大勺子

温水

食用色素

密封容器或密封袋

步骤

1. 把所有的配料和用品放在一个盒子里或桌子上。

2. 为孩子提供以下食谱的书面和/或视觉提示：
   - 在碗里放一杯面粉。
   - 在碗里加入1/4杯盐。
   - 向碗中加入1汤匙的塔塔粉。
   - 搅拌在一起，放在一边备用。
   - 量半杯温水。
   - 在水中加入5滴食用色素并搅拌。
   - 慢慢地将水倒入面粉混合物中，边倒边搅拌。
   - 用你的手揉面粉，做成一个小球。如果太粘了，再加些面粉。
   - 保存在密封容器或可重复密封的袋子中。

3. 当孩子照着食谱做时，根据需要为他提供提示，从宽泛的提示开始，如果必要的话再变得更具体。

4. 观察孩子如何整理和保持工作空间的干净或杂乱，他们是否很容易地找到和称量物品，以及他们是否错过了哪些食谱步骤。需要时提供帮助。

自我意识　　精细运动　　触觉
　　　　　　　技能

降低难度：在每一步都提供必要的称量工具。

增加难度：把物品摆放得杂乱无章，这样孩子就能
进行视觉扫描了。你也可以添加或删除一个额外的
物品，这样孩子就可以解决问题，如省略不必要的
物品或在厨房寻找食谱中短缺的物品。

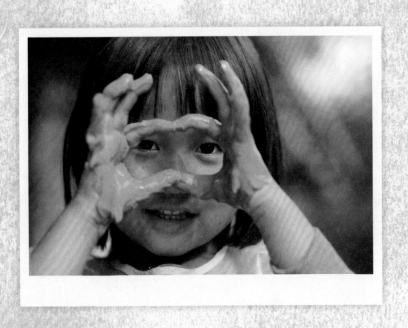

接下来会发生什么？

我希望你发现这些活动对孩子是有益的，并且可以与他们在作业治疗课程中所使用的方法相结合，一起使治疗工作变得更好。

根据你的喜好对活动进行增减，监控孩子的表现，并且观察他是否疲劳，以及继续参与的动机。如果孩子目前没有接受作业治疗服务，并且你认为他们接受作业治疗可能会受益，请与你的初级保健医生联系，并根据孩子的年龄和需要，查看你所在的地区有哪些作业治疗服务。

有些孩子在童年和青少年时期都需要作业治疗。随着孩子年龄的增长，作业治疗的干预也会从关注游戏转向关注日常生活中的常规，包括自我照顾、家庭管理和社区生活技能。为了让孩子取得最大的成功，我们的干预也可能会从具体的、特定的发展里程碑转变成调整和改变孩子的日常生活和周围环境。对于年轻人的治疗来说，以关系为基础的方法和以家庭为中心的护理仍然是不可或缺的一部分，但是现在的目标是让他们尽可能地独立，成为社会的积极一员，无论他们需要多少支持或何种支持。

对于父母和照顾者来说，重要的是要知道，你现在花时间为孩子提供的每一项技能，都是他们必须拥有的工具，可以帮助他们有效地应对未来出现的任何环境、机遇和挑战。

资源

社会情感发展，关系建立和游戏方法

地板时光

发展与学习跨学科理事会：www.icdl.com/dir/

适合父母看的地板时光网站：www.affectautism.com/

《地板时光：如何帮助孤独症及相关障碍儿童沟通与思考》，（美）斯坦利·格林斯潘（Stanley I. Greenspan，M.D.），（美）塞蕾娜·维尔德（Serena Wieder, Ph, D.）著，马凌冬译，宋玲，冬雪审校

正念

思维观察研究所，丹·西格尔博士（Dr. Dan Siegel）：www.drdansiegel.com/books_and_more/

感觉处理

内感受的资源：www.kelly-mahler.com/resources/

《奇特的儿童：感觉处理障碍儿童的希望与帮助》，露西·简·米勒（Lucy Jane Miller）

STAR感觉处理障碍研究所：www.spdstar.org/

《不同步的孩子：识别和应对感觉处理障碍》，卡罗尔·克拉诺维茨（Carol Kranowitz）

参考文献

Case-Smith, Jane, and Jane Clifford O'Brien, eds. Occupational Therapy for Children. Maryland Heights, MO: Mosby Elsevier.

Centers for Disease Control and Prevention. "Diagnostic Criteria for 299.00 Autism Spectrum Disorder." Accessed October 11, 2019. https://www.cdc.gov/ncbddd /autism/hcp-dsm.html.

Interdisciplinary Council on Development and Learning. "Functional Emotional Developmental Capacities (FEDCs)." Accessed October 11, 2019. https://www.icdl. com/dir/fedcs.

Mayo Clinic. "Cerebral Palsy." Accessed October 11, 2019. https://www.mayoclinic. org/diseases-conditions/cerebral-palsy/symptoms-causes/syc-20353999.

National Autistic Society. "Autism." Accessed October 11, 2019. https://www.autism. org.uk/about/what-is/asd.aspx.

STAR Institute for Sensory Processing Disorder. "Subtypes of SPD." Accessed October 11, 2019. https://www.spdstar.org/basic/subtypes-of-spd.

STAR Institute for Sensory Processing Disorder. "Understanding Sensory Processing Disorder." Accessed October 11, 2019. https://www.spdstar.org/basic /understanding-sensory-processing-disorder.

US Department of Education. "About IDEA." Accessed October 11, 2019. https://sites. ed.gov/idea/about-idea.

Yamkovenko, Stephanie. "The Role of OT with Persons with Down Syndrome." Accessed October 11, 2019. https://www.aota.org/about-occupational-therapy /professionals/cy/articles/down.aspx.

索引

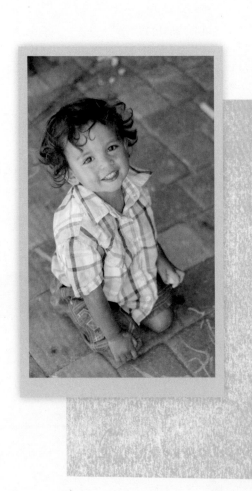

致 谢

感谢我的丈夫Andrei，他一直支持我，鼓励我在作业治疗中与孩子和家庭一起工作，帮助我实现梦想。我还要感谢我的同事Danielle Otieno, OTR/L，她在本书撰写和治疗过程中不断地在理论和实践方面给予我灵感，她的创造力和独特的治疗技能是无价之宝。

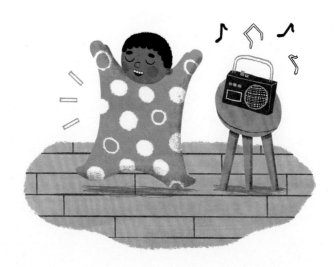

关于作者

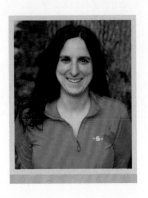

Heather Ajzenman博士，OTD, OTR/L, HPCS，2012年获得华盛顿大学圣路易斯分校作业治疗博士学位。她是地板时光高级认证治疗师和马术治疗临床专家（HPCS）。她以家庭为中心，采用循证为基础的方法，服务不同家庭的从出生到21岁的儿童和青少年。她目前是马与人类研究基金会的科学顾问委员会成员，之前曾担任美国马术治疗协会的董事会成员，并在《美国作业治疗杂志》上发表了关于马术治疗的研究综述。她与丈夫、女儿、狗、马和其他动物一起生活在新罕布什尔州。